世のため、人のために——。医薬品開発業務受託、創薬、最先端医療に挑戦！

新日本科学会長兼社長・永田良一の

『大欲に生きる』とは、

総合ビジネス誌『財界』主幹　村田 博文　著

世のため、人のために——。医薬品開発業務受託、創薬、最先端医療に挑戦！

新日本科学会長兼社長・永田良一の

『大欲に生きる』とは、

総合ビジネス誌『財界』主幹　村田博文　著

まえがき

この世から、戦争や争い事をなくすには

『大欲に生きる』——。本書のタイトルを初めて目にする人の中には、〝大欲〟という文字にエッ？　と感じた方もおられるのではないかと思う。

永田良一さんは医師の資格を持ち、医学博士でもあるが、医薬品開発業務受託機関（CRO）大手の新日本科学のトップで会長兼社長を務める人。若いときから、「人々の幸せにつながる仕事をしたい」という考えで、人や自然、もっと言えば森羅万象に興味を抱き、常に学んでいこうという姿勢で事業をやってきた。

自らの生き方・働き方について考えるために、高野山大学大学院で学び、「密教学修士」も取得。高野山は、弘法大師（空海）が開いた真言宗の本山。そこで永田さんは何を学んだのか——。

永田さんは、本書第1章の『弘法大師の教えに……』の項で次のように語る。

「弘法大師の説かれる密教学。これは僕から言えば、人間学、哲学です。うちは神道だから仏教は全く知りませんでした。仏教を勉強するようになって、これは哲学なのだと。人間学そのものだと。人の心をどう洞察するか、あるいはどうコミュニケーションを取るのか、どう物事を判断するのか、そして先見性を磨くにはどうするのか、ということを学ぶのが密教学であり空海哲学で、そして、これらを基に経営することで知性を磨くことができる」と。

そして、『大欲』とは、大きな志、大志を意味する言葉だということ。欲を持つと言うと、一般的には欲深いと勘違いされそうだが、『大欲』はそれとは全く逆で、「世のため、多くの人のために生き、働くこと」、すなわち無欲に通じるもの。真言宗の聖典と言うべき「般若理趣経《はんにゃりしゅきょう》」に出てくる言葉である。

永田さんは1958年（昭和33年）8月生まれの65歳（2024年4月現在）。鹿児島県出身。1991年（平成3年）。父・次雄《つぎお》さんから経営を受け継ぎ、32歳の若さで社長に就任。父親が創業した新日本科学は〝非臨床試験受託機関〟の最大手。非臨床試験とは新薬の候補物質が有効かどうか、また安全性や毒性などを調べるための基礎的な試験。永田さんは父親から受け継いだ事業を基盤に、創薬や医療と次々と新しい領域の開拓に挑戦。臨床試験（治験）受託事業にもつなぎ、合わせて米国にも進出。

西海岸のシアトル郊外に研究開発拠点を設けたのをはじめ、東海岸ではハーバード大学、メリーランド州立大学との合弁会社2社を設立。これらのほか子会社2社を米NASDAQに株式上場するなど、次々とグローバル経営を展開してきた。

臨床試験受託事業では、世界トップクラスの米PPDとの合弁会社を設立。また、2011年（平成23年）には陽子線がん治療の「メディポリス国際陽子線治療センター」（鹿児島県指宿《いぶすき》市）を開設。米国では、偏頭痛《へんずつう》を抑える経鼻薬《けいびやく》を開発するなど、自社創薬も推進し、新領域開発にチャレンジしている。

「世界市場を相手に仕事をしていきたい」――。永田さんは若い時分から、こう考え、新しいことに挑戦。そこには、世界の人々を幸せに、豊かにしたいという思いがあった。

ウクライナ戦争、パレスチナ戦争が続く今、「人が殺し合うなんて実に馬鹿げている」と怒りを表す。戦争をなくすことは難しい現状だが、諦めずに戦争終結に持っていくことが大事。

どうしたら、この世から戦争をなくすことができるのか？

「グローバルに仕事をしていると、入国審査や税関で国境の存在を感じますが、理想は、国境がなくなること。そして世界の人々が等しく健康で幸せに暮らせること。そうすると戦争をする意味がなくなります。そのためには世界中のみんなが物心ともに豊かになることです」と永田さんは語る。

世界の課題解決の一助を担おうと、今日も永田さんの『大欲に生きる』実践が続く。

なお、本文中の敬称は略させていただいた。

2024年4月　吉日

総合ビジネス誌『財界』主幹　村田 博文

もくじ

第8章 「人と人のつながり」――。郷土の偉人・稲盛和夫の生き方に触れて……

第9章 地熱発電、陽子線治療、そして幼児教育も『大欲』から生まれて

第1章

医薬品開発の受託機関として グローバルな展開を

新薬の開発に不可欠な開発業務受託機関である新日本科学は、非臨床試験受託のCRO最大手で、がんの陽子線治療支援、さらには創薬も手掛ける。「人々の生活を支え、幸せに導く経営をしたい」という永田の考え。創業は1957年（昭和32年）で、CROとして日本で一番古い歴史を持つ。「もう65年経っていますので、この間に培ってきた技術とか組織力を生かしていきたい」と永田。臨床試験（治験）の受託事業では、グローバルに展開する米PPD（Pharmaceutical Product Development）と合弁会社を設立。また米国本土に子会社4社とハーバード大学やメリーランド州立大学との合弁会社2社を設立、子会社2社は米証券市場に株式を上場させ、次々とグローバル化への布石を打つ。試練も数多く体験したが、その経営者人生を支えるのは、弘法大師（空海）の「大欲《たいよく》に生きる」である。

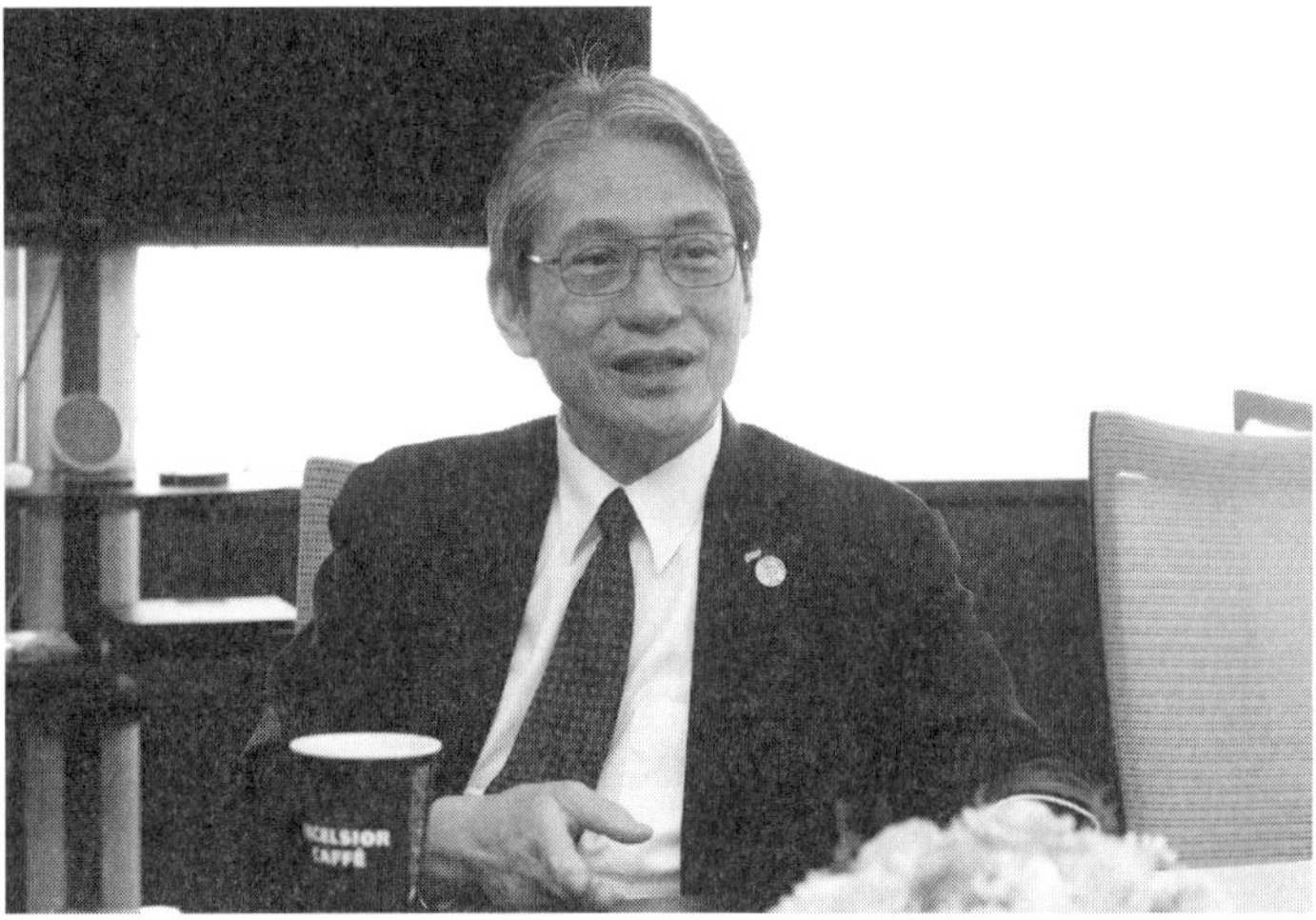

新日本科学会長兼社長
永田　良一

ながた・りょういち

1958年鹿児島県鹿児島市生まれ。83年聖マリアンナ医科大学卒業。医師、医学博士（鹿児島大学）、密教学修士（高野山大学）。81年新日本科学非常勤取締役、91年社長、97年社長兼CEOなどを経て、2014年から現職。メディポリス国際陽子線治療センター理事長、学校法人ヴェリタス学園理事長などを務める。

内外の製薬会社から非臨床試験を受託して

ＣＲＯ（開発業務受託機関）――。新薬や医療用具の開発をサポートする受託機関のことだ。新薬開発が成功する確率は数万分の1といわれる。10年、20年もの歳月がかかり、大型新薬となれば、数千億円といった巨額の投資資金もかかる。

そのＣＲＯの存在感が高まっている。その時代の空気を、永田はどう捉えているのか。

「薬の開発はどんどん複雑化してきています。創薬モダリティ（modality、形態、形式の意）と言いますけど、低分子の薬から、今は抗体医薬とか核酸医薬、さらに遺伝子治療とか、すごく幅が広がってきたわけです。そういう中で、われわれは実際にＣＲＯとして世界でも一番古い部類の企業です。もう65年経っていますのでね。この間で培ってきた技術とか組織というのが、時代の新しいニーズにどんどん対応できるようになったわけですね。今は国内全ての大手製薬会社から受託しています。近年は日本だけではなくて、約半分は海外です」

今までにない薬を開発する。つまり、新薬を創り出すのに、1つの製薬会社で全てをやるのは合理的ではない。開発薬が本当に効能を発揮するのか、安全性は大丈夫かを調べるＣＲＯの役割は大きい。では、ＣＲＯの役割とは何か？

「われわれのようなＣＲＯはたくさんの試験を受託していますから、長年の間にいろいろな技術や知識を蓄積しています。製薬会社にしても、ＣＲＯに委託した方が早くて確実。そして安くつく。それに試験を実施するには高価な最先端機器や装置が必要です。われわれにはこれらの機器や装置が揃っているし、いろいろなニーズに幅広く応えられます」

　製薬企業にとって、ＣＲＯに委託した方が開発スピードも速くなり、経済コストも低く抑えられるということ。さらに永田が続ける。

「かつ、法令ですね。これらの試験は政府の専門官が実地調査して認定した機関でないとできないんです。われわれはそういう厳しい法令の下で認定を受けているわけですね。製薬企業サイドからすれば、自分のところでやれば、そういう法令に準じた認定を受けなければいけないし、それを維持しなきゃいけない。設備投資やスタッフ雇用など大変なことですよね。だからアウトソースした方がはるかにいいに決まっています。そういう風が吹き始めたのが１９９０年代なんですよ」

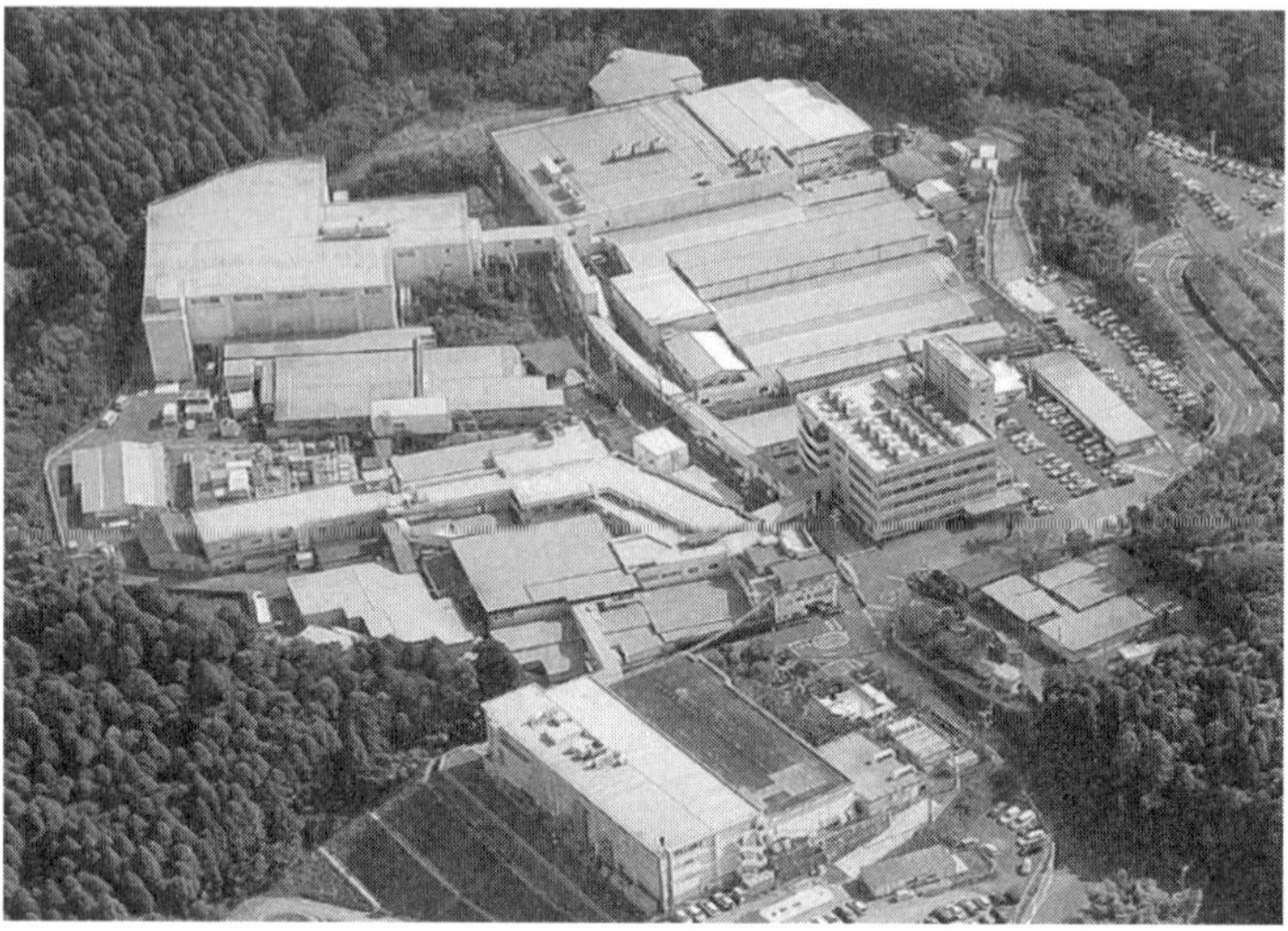

鹿児島市に本社を置く新日本科学。国内で最大規模の非臨床試験施設

想定外の出来事が起こる今が企業価値向上のチャンス

永田が父・次雄が創業した同社の社長に就任したのは1991年（平成3年）1月であった。その頃からCROという仕事が注目され始めた。

「創薬モダリティが広がり、複雑化してきて、それでわれわれの会社も規模が拡大してきたわけです。今は1年間に約2000本の試験を受託しています。非臨床試験に関しては、国内で最大規模になりました」

非臨床試験とは、新薬の候補物質が有効かどうか、また安全性や毒性などを調べるための試験で、以前は「前臨床試験」と言われていた。

この非臨床試験は大別すると、試験管内の細胞に新薬候補物質を投与して反応を見る試験管内試験と実験動物に新薬候補物質を投与して有効性や安全性を確認する生物試験の2種類がある。これらの試験で得られるデータは、厚生労働省へ提出する新薬承認申請データとして使われる重要なものである。

２０２３年３月期の業績を見ると、売上高は２５０・９億円で、前年同期比41％増。経常利益は91・９億円（前年比29％強増）。２０２４年３月期の売上高は３０３・６億円と３００億円代に乗せる見込みだが、経常利益は米国企業を買収するため71・８億円を見込んでおり、前期比20億円強の減益だ。

コロナ禍を経験し、想定外の出来事が次々と起こる中、この変化を企業価値向上のチャンスと捉え、積極投資を進めている。

弘法大師の教えに……

永田は鹿児島県出身。聖マリアンナ医科大学を卒業し、医師の資格を持つが、家業を受け継ごうと経営者の道を選択した。

自らの生き方、働き方について、若い頃から深く考え、「人々の幸せにつながる仕事をしたい」と思い続けてきた。実家は代々、神道を重んじてきたが、本人は高野山大学大学院でも学び、弘法大師（空海）の教えを実践したいと考えてきた。

「弘法大師の説かれる密教学。これは僕から言えば、人間学、哲学です。うちは神道だから仏教は全く知りませんでした。密教学を勉強するようになって、これは哲学そのものだと。人間学そのものだと。人の心をどう洞察するのか、あるいはどうコミュニケーションを取るのか、どう物事を判断するのか、そして先見性を磨くにはどうするのか、という技法を学ぶのが密教学、空海哲学で、そして、これらを基に経営することで知性を磨くことができる」と。

永田は人間学を究めようと、密教学に接し、弘法大師の書、典籍に数多く触れてきた。また、現実社会を行場《ぎょうば》と捉えてきた。

「中核には、大欲《たいよく》という概念があるんですね。自分の欲だけではなくて、二人称の欲、三人称の欲、時空を超えてみんなの欲を合わせることによって、八千八百万の欲を持てという考え方です。最初は八千八百万の欲なんて持てないと思った。それは一人称の視点で思うからそうなんだけれども、三人称の視点、それに未来の子孫たちの時間軸を入れると、八千八百万の欲でも足りないと。そうした概念を経営の中に浸透させていくわけですね」『大欲』を持つ――。人々が幸せに、また生き甲斐を持って過ごせるように、日々の生活を実践していくこと。

この『大欲を持つ』ことを、永田は座右の銘にしている。

新しい事業への挑戦

永田はCROのほかにも、トランスレーショナルリサーチ（Translational Research:TR）事業、メディポリス事業といった新しい事業を開拓してきた。

TR事業とは、大学や研究機関での研究を創薬につなげ、社会に役立てていくというもの。これも世の中に潜んでいるシーズ（種）を開花させて、病に苦しむ人たちの治療に役立てたいという『大欲』の思考から来る。TR事業はいわゆる創薬支援であり、この一環として、永田は米国に子会社を複数設立した。

子会社のうち2社を米国の新興市場、NASDAQ《ナスダック》に株式を上場させた。うち1社、「Satsuma Pharmaceuticals」は経鼻《けいび》投与の偏頭痛《へんずつう》薬を2023年（令和5年）3月に米国FDAに承認申請した。

「経鼻投与の薬ですから、経口《けいこう》（飲み薬）より吸収性が優れており、即効性がある。注射の必要もありません。そして長く効果が持続するので、とても使いやすい」と永田。その製造販売承認が期待される。

もう1社の「Wave Life Sciences」は米国のハーバード大学の教授らと一緒に設立した会社で、画期的な難治病の核酸医薬《かくさんいやく》の開発を複数進めている。グローバル製薬企業との提携も成功した。

10年ほど前までは「核酸医薬は薬にならない」といわれていたのだが、永田は「僕はずっと興味を持っていて投資を継続してきたんです」と語る。

コロナワクチンも核酸医薬の1つ。すでに有用な薬であることはコロナ禍で証明された。これから難治病の核酸医薬を開発するという、永田の挑戦が続く。

米国の臨床CRO大手PPDとの合弁も成功

永田はヒトでの新薬の安全性を調べる臨床第1相試験や臨床薬理試験を実施する医療機関を1992年（平成4年）に開設し、その6年後には臨床第2相／3相試験（治験）を受託する臨床CRO事業へと事業拡大した。その後、この臨床CRO事業は米国の臨床ＣＲＯ大手ＰＰＤと合弁会社を日本国内に作るなど、新しい試みに挑戦している。この分野での合弁会社も珍しい。この真意を永田に直撃すると。

――米国のＰＰＤと合弁会社をつくるきっかけとは。

永田　２０１５年（平成27年）には、臨床ＣＲＯ事業は臨床開発事業部として社内に３００人くらいの規模に成長していましたが、米国のＰＰＤというところからお話があったんです。合弁会社を一緒にやらないかということでした。

米国に進出したのが１９９９年（平成11年）で、シアトル市郊外に非臨床試験の受託研究所を建てた。２００４年（平成16年）にはボルチモア市のメリーランド州立大学医学部構内に臨床試験を実施する治験病院を建てた。その頃、米国の臨床ＣＲＯを買収しようと思って、いろいろなＣＲＯを回りましたが実現しませんでした。

当時、メディポリス事業やＴＲ事業の立ち上げもやらなければいけなかったし、東証への上場も控えていた。併せて中国や東南アジアへの進出も進めており、もう一遍にいろんなことが同時進行していました。米国で臨床ＣＲＯを買収するには、当時のわれわれの会社の体力からして負担が大きすぎると判断したんです。

どうしたものかと考えているうちに10年の時が過ぎましたが、２０１５年（平成27年）にＰＰＤから当社の臨床事業部門を本体からカーブアウト（事業部門の一部を戦略的に外出しして別会社化する）した合弁の話がきました。

――ＰＰＤは世界規模の臨床ＣＲＯで、日本法人も持っていましたが、ほとんど機能していなかった。その提案を受けたとき、永田さんはどう考えたのですか？

永田　ええ、確かに彼らは世界の大手ですからね。そういう会社が当社の臨床開発事業部門との合弁を提案してきた。

その頃、世界で同時開発を進めるグローバル治験（国際共同臨床治験）というのがトレンドになっていました。日本のＣＲＯは、いずれも国内だけの仕事しか契約できていませんでした。それじゃＣＲＯの成長はないと思っていました。世界市場を相手にする治験をやりたいと。グローバル治験は世界各国で治験を同時にやるんですよ。そうして各国の行政審査機関に申請を出します。そうすると、短期間で承認が得られます。僕はそれをやりたいと思いました。ＰＰＤは50カ国で治験をやっている会社です。

――これは勝負時だと。

永田　ええ、世界で治験をやっている会社で、向こうから話が来たのですからね。これはチャンスだと思った。

――ＰＰＤは、新日本科学の力を相当に認めていたと。

永田　実はね、ここからが面白くて、ＰＰＤジャパンという法人が日本にあったんですよ。そこは社員が30人くらいの会社でした。

　ところが、ＰＰＤジャパン設立からもうすでに10年以上経っていたのに、ＰＰＤは日本の組織を拡大できなかった。しかも社員の定着率が悪くて苦労されていたんですね。そこで日本のＣＲＯを買収したい、あるいは合弁会社を設立したいという話でした。

――ＰＰＤは新日本科学だけに話をしてきたのでしょうか。

永田　うち以外にも声をかけたと思います。でも、断られたか、あるいはうちを選んでくれたのか、それは分かりません。ただ、国内ＣＲＯで米国に本格的に進出していたグローバル企業は新日本科学だけでした。

　当社もグローバル治験をやりたいと思っていたし、相手は世界の大手ですし、すごいメリットになると直感した。確かに合弁会社となると当社の子会社ではなく、持分法会社になりますが、僕は合弁であっても必ず大きく成長するとみたんです。

――具体的に成長の方は？

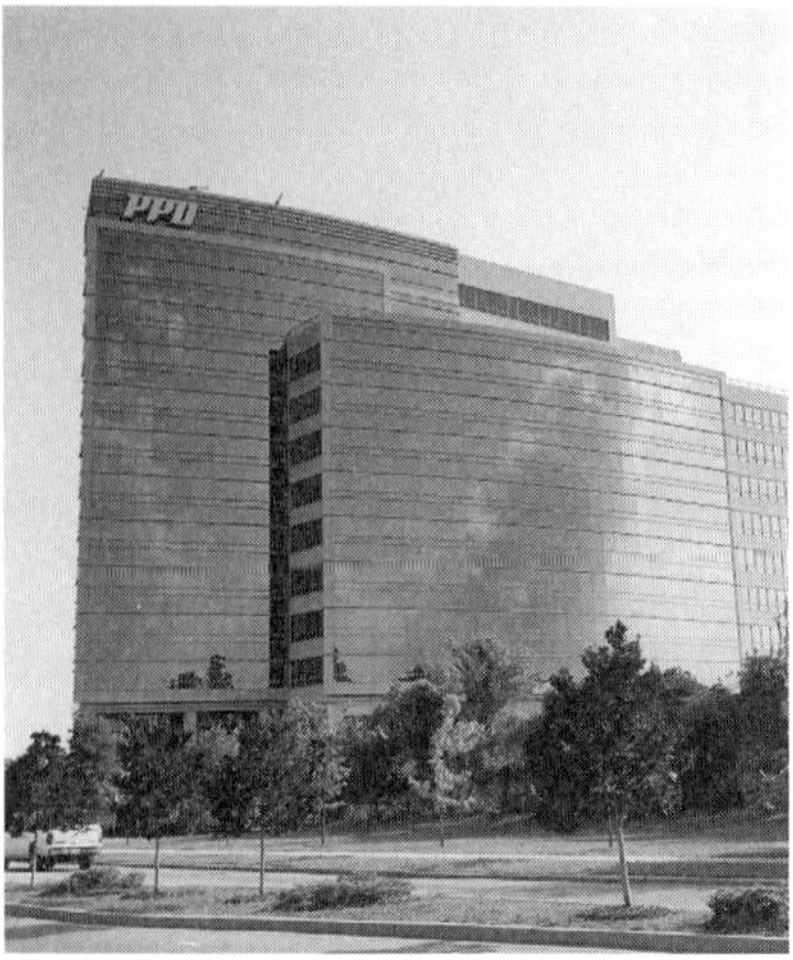

新日本科学と合弁会社を設立した米国の臨床CRO大手のPPD

永田　それで当社の臨床開発部門３００人と向こうのスタッフ30人が一緒になりました。今は、もう１０００人に手が届く規模になったんです。業績もすごくいい。

当社の１部門としてやっていたときは、部門利益が10億円ほどだったんですね。ところが、もう今は、その倍以上の配当金を持ってきてくれます。子会社ではないので売上や営業利益には貢献しませんが、経常利益には寄与します。

――文字通り、ウィン・ウィンの関係になったと。

グローバルＣＲＯ、ＰＰＤが新日本科学に合弁を申し込んできた。そこの仕事がうまく行っている背景には、永田式の経営手法が功を奏している。日本では、アメリカナイズされた合弁会社の運営管理はうまくいかないというのが永田の判断だ。

「日本の文化に合わないですよ。寿司屋に行って、ステーキを食べるのは合わないのと一緒です。でも、醤油とバターは上手く合わせると美味しい」と永田は笑いながら言う。

永田式経営のポイント、本質とは何かを探る。

第2章

米PPDと合弁設立、永田流マネジメントで成果を挙げて

医薬品のCRO（開発業務受託機関）の大手に成長してきた新日本科学。CRO最大手クラスとされる米PPDが日本での合弁相手に選んだのも、新日本科学の技術力、組織力を評価したからにほかならない。合弁会社の社長は永田が務めた。「米国流の組織マネジメントを日本でそのまま押し付けたら、日本人はついて来れないですよ」と新日本科学流の経営を実践・実行。好業績をあげ、米国本社側も永田に信頼を置く。経営のグローバル化を早くから進めてきた永田は、「国境を越えて、みんなが幸せになること」を経営の根本に据える。つまり、『大欲に生きる』という考えの実践である。それは、郷土の先輩で京セラ創業者・稲盛和夫の経営思想とも重なる。

米ＰＰＤとの合弁会社を持った意義

時代の変化は実に速い。医薬や医療機器の領域でもそうだ。

ＣＲＯで世界1、2位を争う米ＰＰＤ。そのＰＰＤの株主にはシンガポール政府やＵＡＥ政府の投資会社が一時期、顔を覗かせていたが、最終的には２０２１年（令和3年）、研究用機器メーカーの世界最大手、米国のThermo Fisher Scientific（サーモフィッシャー）がＰＰＤを買収した。

「サーモフィッシャーは研究用機器、科学サービスの世界最大手で、重厚感のある会社です。ＰＰＤは上場していたんですけれども、非上場化してサーモフィッシャーの子会社になった。だから、僕の今のカウンターパートナーはサーモフィッシャーになります」

サーモフィッシャーは、米国のマサチューセッツ州に本拠を置いて、医科学の研究機器、試薬、診断薬、それに科学サービスを扱う企業である。２００６年（平成18年）にThermo Electron社とFisher Scientific社が合併してサーモフィッシャーが誕生した。そして２０１４年（平成26年）にLife Technologies社を買収するなどして事業を拡大。世界に約12万５０００人の従業員を抱える巨大企業である。

新日本科学の合弁相手、ＰＰＤもまたサーモフィッシャーの傘下に入り、新たな道を踏み出しているわけだ。そのＰＰＤは世界50カ国に事業を持つが、各国に進出する際は単独出資が原則である。

しかし、日本では特例的に新日本科学との合弁で事業を行っている。かつて社員数は30人、思うように成果を上げられずにいたＰＰＤジャパン。

それが新日本科学との合弁に切り替える決断をしてから、この8年で１０００人に届く組織に成長することができたという現実。

この合弁事業の成果について、永田は次のように語る。

人材育成に一工夫

「これは、もう業界ではみんなが不思議に思うくらいにすごくうまくいっています。好業績を挙げているし、社員の定着率が臨床ＣＲＯの中ではダントツ1番になっていま す。世界最大の総合人材サービス会社であるランスタッド社の〝入りたい会社〟といった調査でも最上位クラスのランク付けを獲得していますからね」

臨床ＣＲＯ業界でも、大手外資の日本法人があり、国内大手ＣＲＯとの激しい競争がある。人材の引き抜き合いも激しい。このところ、産業界全体に人材不足が言われるが、そういう中でも、ＣＲＯは成長業種であり、同業からはもちろん、異業種からの転職者も増えている。

「新日本科学ＰＰＤでは新卒者を毎年、70人から80人は採っています。中途も積極的に採用しています」

新日本科学、およびＰＰＤとの合弁会社は人材獲得を熱心に進めており、また転職を希望する求職者の間でも人気が高い。

「当社では教育研修システムが完全にできあがっているし、徹底的に人を育てていこうとしています。それが新卒の人たちの間でも、人気になっています」と永田は語り、次のように続ける。

「人はもっと必要なのですけれども、新卒だけをたくさん採るわけにはいかないんです。というのは、高度な教育をしなければいけませんからね。ですから新卒は春と秋の2回に分けて入社させています。合格は春にいっぺんに出します」

新日本科学ＰＰＤ独自のユニークな人材獲得法である。どこがユニークか？

例えば、秋採用の人は春に採用が決まって、秋に入社するまで海外へ留学ができるという〝恩典〟がある。

「返済不要の奨学金制度です。とにかく海外で見聞を広めて英語力を養ってほしいということです」

永田流マネジメントの特徴は?

米PPDと日本での合弁事業が順調に運営されているのはなぜか?

「ええ、世界で同時に実施されるグローバル治験業務は米国の標準手順によってきちっとマネジメントされているし、コンプライアンスもしっかりと担保されています。僕らが行う人事面のマネジメントに対して、PPDはほとんど口出ししてこない。仕事は日本国内の治験だけではなくて、同時に海外でもやっています。例えば、このチームのリーダーはシンガポールにいますとか、米国にいますよと。あっちのチームのリーダーは国内だけどテレワークで管理していますとか、そういう感じで会社の中がグローバル化していきます。言語は英語を使ってやります。日本の会社ですから、基本的には日本流のマネジメントをやるけれども、仕事の内容はもう外国の会社と言っていいぐらいの感じですね」

マネジメントを担うのは日本人。この合弁事業は永田の経営観を通してやっているということ。

「僕が社長として永田式で組織マネジメントをやってきたというわけです。また、新日本科学の代表取締役副社長だった幹部を新日本科学ＰＰＤに総務人事担当の常勤取締役として送り込んでいます。そういう会社って、あまりないんじゃないですかね。大体、日本にある米国系の子会社というのは米国人が社長をやるか、日本人が雇われて社長をしても、米国本国の言いなり。でも、そうしたやり方は日本文化になかなかそぐわないです」

永田は合弁事業「新日本科学ＰＰＤ」の組織マネジメントについてこう語る。そして、「寿司屋に行ってステーキを食べるのはおかしい。ただ醤油とバターは上手く合わせると美味しい。それと一緒」とユーモアを交えて説明する。

「食文化で言えば、日本は醤油くさいんですが、それを向こうも、ＰＰＤ側も認めてくれているんですよ」

多国籍で構成される取締役会

このように、「新日本科学ＰＰＤ」の社長を永田が務め、会長ポストはＰＰＤ側が担

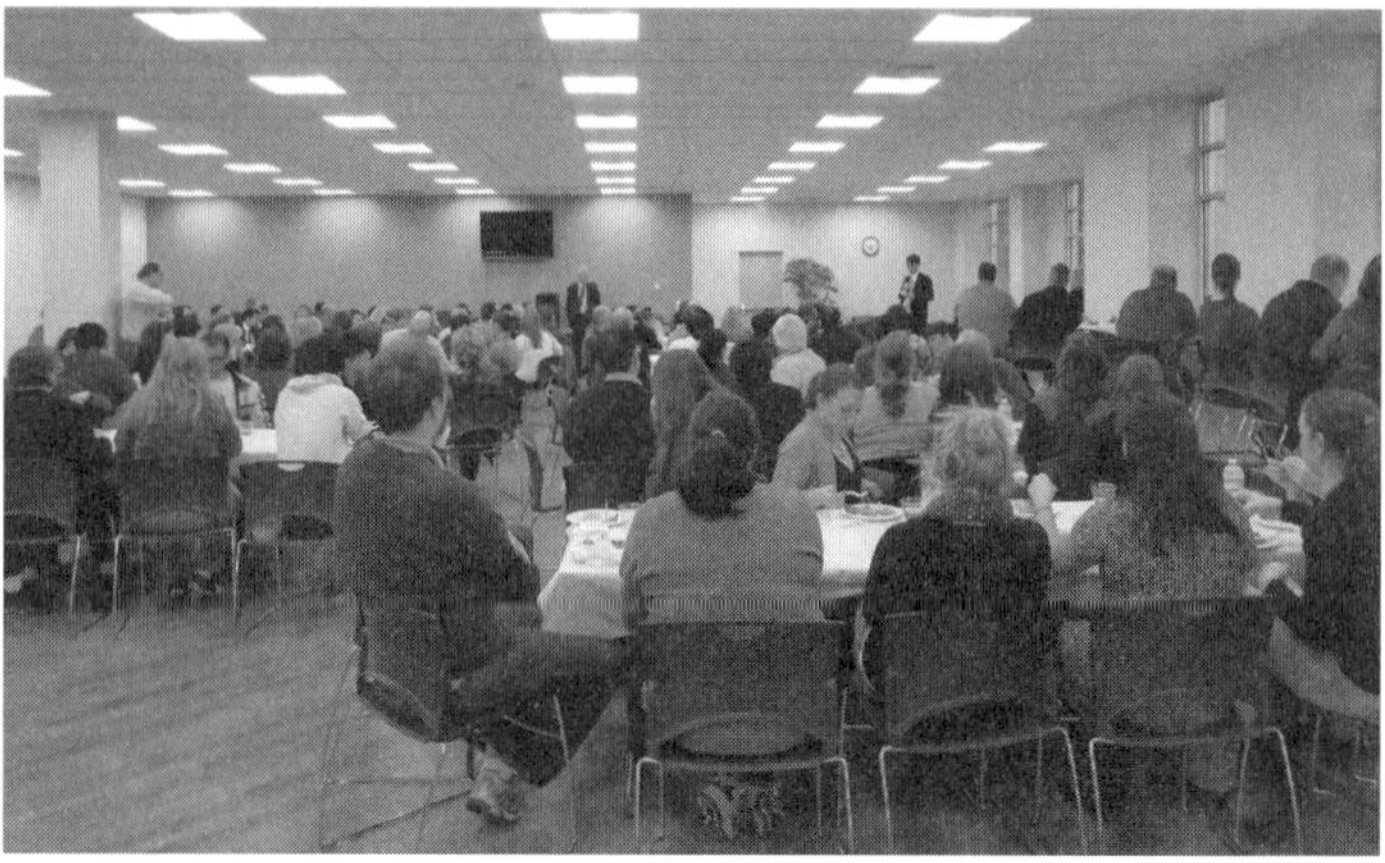

様々な国籍の社員が働いている

い、その会長が常駐するのはスペイン・マドリッドという態勢を取っていた。同社の取締役会の構成メンバーは米国人が多いが、欧州やアジアの人もいるなど、まさに国籍も多様だ。

社長と会長のコミュニケーションも大事で、「電話やメールだけでなく、会長も毎年来日し、わたしもスペインや米国に出かけています」と永田は語る。関係者は日本、米国だけでなく、欧州など他地域にもいるので、コミュニケーションを図るためにウェブ（Ｗｅｂ）会議を頻繁に重用している。

「取締役会は毎月やります。日本時間で午後８時からやる。日本の夜でないと、みんなが揃わない」と永田が続ける。

「ウェブでつないでの会議。これはもうコロナ前からずっとそうです。だから、コロナ禍が始まっても何も変わらない。それで全員が集まるんですね。参加するのは、PPDの本拠地・ノースカロライナやワシントンDC、会長はマドリッドから、営業担当はロンドン、財務担当はシンガポールという具合に、世界中の拠点から関係者がウェブ会議に参加するわけです」

日本時間の午後8時からの会議。日中働いた後になるわけで、疲れはないのか？

「正直、疲れます。だからね、夕ご飯は午後8時までに食べないといけない。いつも飲む美味しいビールやワインはなし（笑）。ジーッとこうやって、会議に真剣に向き合うわけですからね」

しかし、業績がいいから、夜のウェブ会議も報われるということである。

「おかげさまで、合弁会社になって以来、連続して好業績をあげており、優秀人材の採用もスムーズですし、社員の定着率もいい。CROの世界は転職率が高いと言われますが、当社グループのそれは低いですね」

CRO業界は成長業種の一つだが、人材の引き抜き合戦もあり、転職率は高い。一般に20%から30%と言われるが、新日本科学PPDの場合は、年度にもよるが、数%という水準だ。

ＰＰＤジャパン時代は、２～３年でほぼ全員が入れ替わるほどだったという。

人は何のために生き、何のために働くのか

社員や関係者がいかに働き甲斐、生き甲斐をもって仕事に当たれるかということが大事。そのことからしても、組織マネジメントをどう進めるかということが大事になってくる。

「それはね、米国式のマネジメントを日本人にそのまま適用したら、ついて来れないですよ。僕は米国で５００人ほどの米国人を雇用して20年間も経営していたので米国式も分かっている。だからＰＰＤは僕のマネジメントスタイルに何も言わない。新日本科学ＰＰＤは稲盛さんと同じく理念経営です。米国の大企業との合弁会社で、国内で理念経営をやっている会社は少ないでしょうね」

「稲盛式理念経営」――。稲盛式とは稲盛和夫（京セラ創業者）の理念経営と同じように、「人は何のために生き、何のために働くのか」を徹底して考え、それを日々仕事の中に落とし込んでいくというもの。

稲盛和夫は永田にとって郷里・鹿児島の先輩に当たる。同郷のよしみもあって、永田は稲盛に私淑《ししゅく》し、経営上の相談を含め、人生についても話し合ってきた。稲盛が亡く

なった今も稲盛の側近であった大田嘉仁を顧問として新日本科学に迎え入れ、稲盛哲学を経営の判断軸として尊重している。

稲盛和夫。京セラ創業者で、日本を代表する企業に京セラを育て上げた。1985年（昭和60年）の通信自由化を見据えて、DDI（第二電電、現KDDI）を創立。通信事業の発展にとどまらず、今日のDX（デジタルトランスフォーメーション）につながる道を切り拓いた経営者。

晩年には、時の政府に請われ、窮地にあった日本航空の再建役として同社会長に無報酬で就任。2010年（平成22年）、稲盛が78歳のときであった。そして約3年後には再建を終わらせたが、これもまさに稲盛経営哲学は功を奏したものと言っていい。

筆者も、1970年代末から稲盛を京都に訪ね、取材させてもらったが、稲盛に接して感ずるのは、「無私の人」ということである。

1959年（昭和34年）、稲盛が地元・京都のメーカーを辞めて、27歳で起業するとき、京都の経営者有志が出資、支援してくれた。稲盛はこのことにずっと感謝し、人と人のつながりの大事さを実感したという。

この体験は、人を育てることに稲盛を向かわせた。世界の優れた経営者を毎年表彰する「京都賞」を運営する「稲盛財団」を稲盛が作ったのも、人を育て、その潜在力を掘り起こすという思いがあったからである。

「自利利他」――。稲盛が生前、大事にした言葉である。人のため、世のためになるように生きることで、自らを活かすという考え。こうした「公」(public＝パブリック)を大事にする経営思想を永田も実践してきた。

社員教育の永田塾

永田は社員を対象に「永田塾」を開いている。専任の事務局(SNBL Academy)を設置して、職位に応じて3つのレベル(予科生、塾生、大学校生)を設け、年間を通じて研修活動を行う。加えて、それぞれ3カ月に1回、泊まり込みの研修を別個に実施する。

「もう11年目ですが、指宿での研修では夜の11時過ぎまで車座《くるまざ》で話をして、いろいろ意見交換するんです。先日は大阪で新日本科学PPDに今春入社した新人45人に理念経営の根幹を講義し、全員からレポートを出してもらった。全員のレポートをきちっと読みます」

基本的に、経営はその組織を構成する1人ひとりが真に生き甲斐、働き甲斐を持つよ

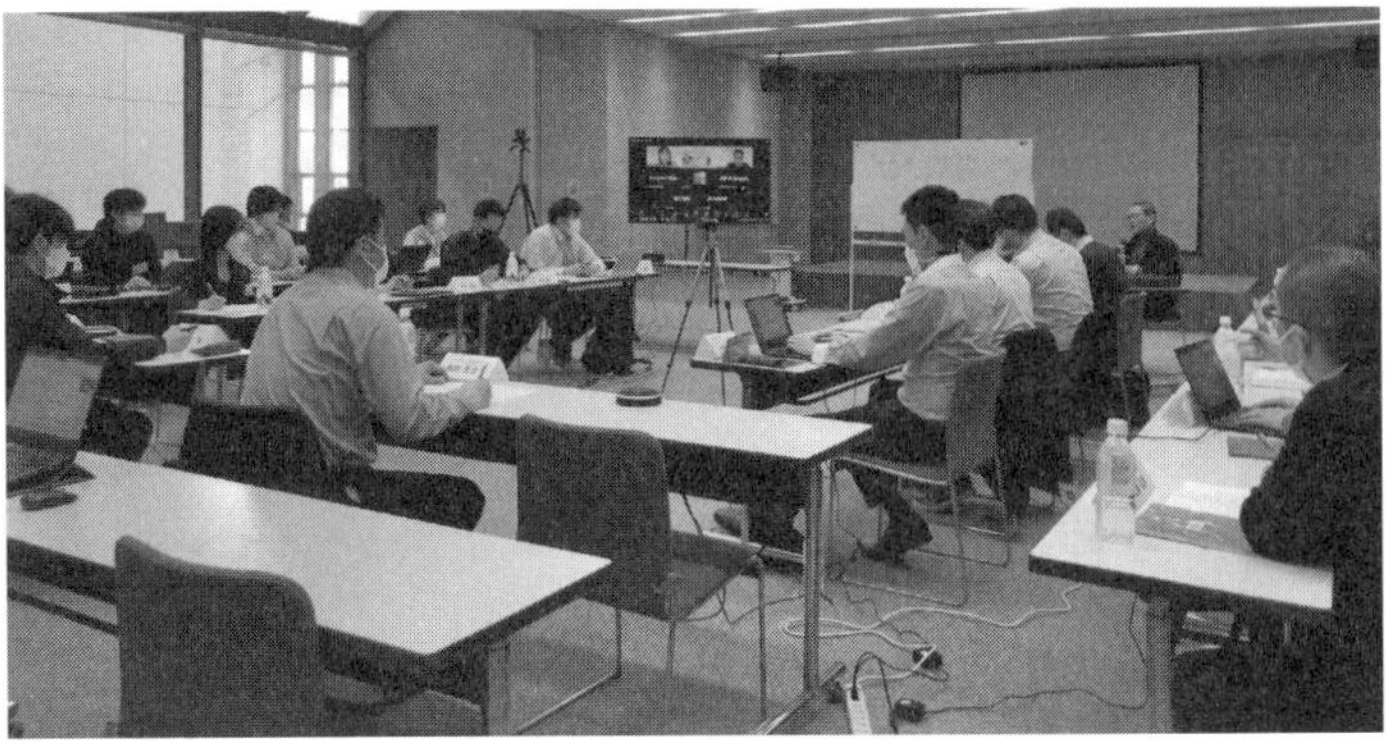

社員を対象とした塾を開催して人を育てている（鹿児島県指宿市）

うな場所づくりが重要。

「ここから先はもう永田流なんですが、家を建てるときに木組みをするじゃないですか。例えば、杉の木だって、山の北斜面にあるものは曲がって南を向くわけですね。それこそ、いろいろな木がある中で、曲がっているものは曲がっているなりに、他の曲がっている木材と組んでいくわけです。組む人がちゃんとした棟梁《とうりょう》じゃないと組めないです」

永田は〝人の個性〟についての認識をこう示し、

「役員になるまで登り詰めるのは大変なこと。並みの人はここまで登れないわけじゃないですか。それぞれ癖があり、個性が強い。だからこそ抜きんでている。みんな癖者《くせもの》ですよね。それが人間じゃないですか」と語る。

そうした癖を持った個々人がどうコミュニケー

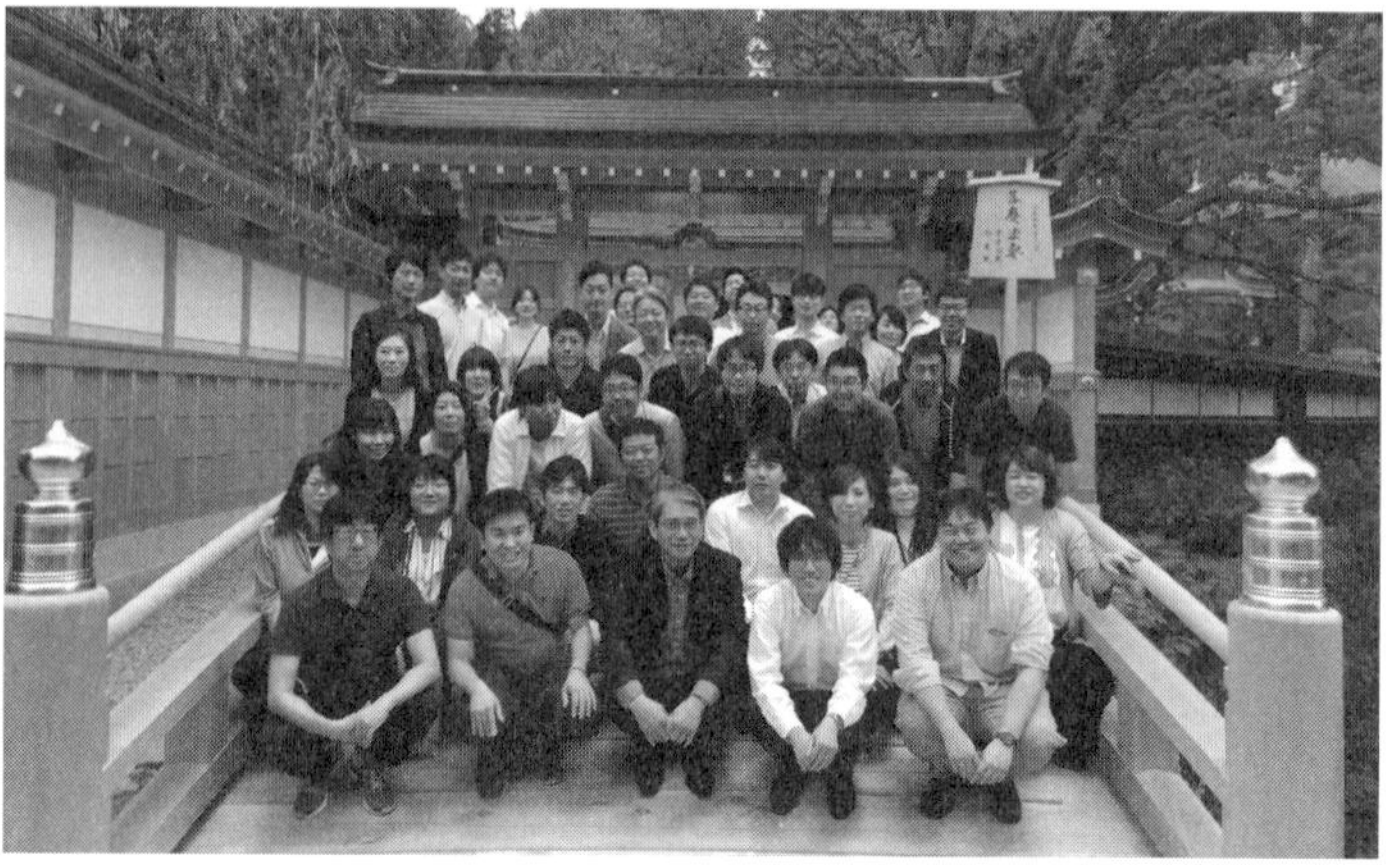
「永田塾」の卒塾式は高野山の普賢院（和歌山県高野町）で行われる

ションを取っていくべきなのか――。このことに腐心してきた永田は「僕の場合は、経営判断やマネジメントの根本に高野山で学んだ密教学、すなわち空海思想があるんです」と語る。

密教学の根本に流れるのは『大欲』という概念。『大欲に生きる』ことの意義を次章で探っていく。

第３章

患者さんの希望、夢に寄り添う『大欲』の思想を！

非臨床試験CRO最大手の新日本科学。グローバルな経営展開で、永田自身もグローバルに世界を飛び回る日々だ。WEBを活用して世界の各拠点とコミュニケーションを取っているが、現地に赴き、直接面談する大切さを力説する。飛行機に乗っていると、「国境を越えて、この地球上に住む人々のために生きて働く」という気持ちになると永田。人々のために生きるこ とを宗教の世界で『大欲に生きる』と言う。『大欲』とは、「人々の大きな希望につながる考え方です」と永田は語る。

がん陽子線治療

がん患者を対象に陽子線《ようしせん》治療を行うことにも永田は早くから着手した。2011年（平成23年）1月11日、鹿児島県指宿《いぶすき》市に九州初の陽子線がん治療施設の「メディポリス国際陽子線治療センター」をオープンした。

100億円を超える建設資金を個人保証という無謀とも言える手段で集めた。しかし、がんで苦しんでいる人をどうしても救いたいという想いが強かった永田は、敢えて困難な道に挑戦した。

「これまで6000人以上の治療を行い、とてもいい結果を得ています。もし、僕が外科医になったとしても、6000人以上のがん患者さんの手術を行い、このような素晴らしい成果を出すことは難しかったでしょう」と永田は述懐する。

日本国内では当時、陽子線治療は先端医療で、紆余曲折があり、幾多の試練もあった。

「メディポリス国際陽子線治療センターの経営は軌道に乗るまでに10年かかりました。ようやく3年前にEBITDA（利払い前、税払い前、償却前利益）で黒字になり、前期から営業黒字となりました」

開設当初は、全国から患者が訪ねてきたが、今は各地に陽子線治療施設が作られ、九州圏内の利用者が多くなった。中国やアジア各国からも「リゾートホテルのある指宿で治療を受けたい」というがん患者の訪問は、開設当初から今も続いている。指宿は九州最南端にあるが、2021年（令和3年）は国内の陽子線治療施設では年間で最も多くのがん患者の治療を行った。

新しい挑戦には必ず試練がつきまとう。メディポリス国際陽子線治療センターも軌道に乗るまでに10年かかった。黒字化できたことは何よりだが、永田にとって嬉しいことは、開設からこれまでに「6000人以上のがん患者さんを治療した」という実績を上げられたことである。

「実は、個人保証で借金を背負ってこの施設を作りました。がん患者さんの願いに寄り添いたいと。もちろん全ての患者さんの願いを叶えられるとは言いません。あくまでもサポートですね。そこが僕にとっては密教でいう行場《ぎょうば》になるんです。そこで修行するわけです」

永田はメディポリス国際陽子線治療センターを開設後、個人財産をつぎ込んで維持し

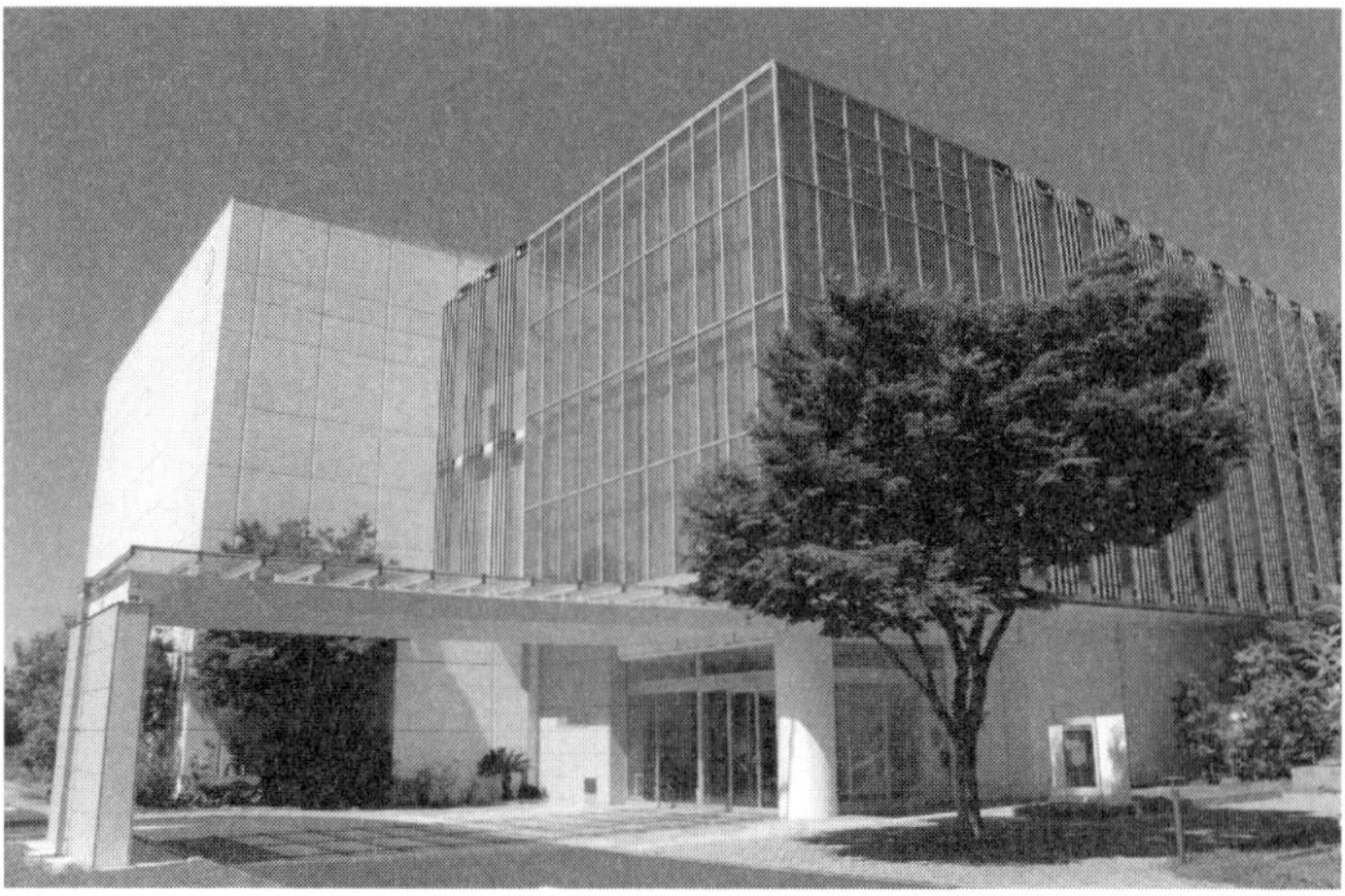

世界で唯一のリゾート滞在型の陽子線がん治療施設「メディポリス国際陽子線治療センター」

てきた。

「僕の行場とは、この現実社会において、経営を通じて人々の願いを叶えること。これが僕の行場であり、僕自身の欲でもあり、人々に尽くすのが大欲なんです。そこに幸せと生きがいを感じる」

　欲を持つと言うと、一般的には勘違いされてしまう。「ええ、まして大欲と言うと、この人は欲深い人なんだと思われます」と語り、『大欲』の真の意味を次のように続ける。

「大欲とは大きな志、大志のことで、無欲に通じます。そしてたくさんの人々の願いでもありますね。大欲という言葉は般若理《はんにゃり》趣経《しゅきょう》に出てくる。空海は勘違いを恐れて門外不出としたくらいです」

而《に》二《に》不《ふ》二《に》という考え方の中で……

自分の欲だけでなくて、二人称、三人称の視点で、みんなの欲を叶えることが『大欲』の教えだ。

「『而《に》二《に》不《ふ》二《に》』という仏教の考え方があるんです。分かりやすく言うと、私もあなたも個々に存在しているけど、実は同じ所から生まれてきて同じ所に帰っていくんだと。だから、それぞれ独立していたとしても一緒なんだと。何となく頭では分かりますが、腑に落ちない。僕は若い頃に年間800時間くらい飛行機に乗っていた時期があったんですが、そのときに機内で『え？』と気づいたことがあったんです」

永田は人が生きるということの意味を考えた場合、過去から現在、そして未来とつながる中で「今、この地球上でわれわれが同じ時間と空間を共有していること自体が奇跡だ」という見方を示す。「え？」と思ったわけは、「僕には子どもが2人います。この2人の子どもに2人ずつ孫ができたら計4人の孫になる。その4人の孫がまた2人ずつ子どもをつくったら、ひ孫は8人になるんですよ。三世代、四世代と世代を継いでいって、もし1000年経ったら僕の子孫は何人になるんだと真剣に考えたんです」

一世代あたり30年から40年の間隔で子どもが生まれるとして、1000年の間におよそ30世代を経ることになる。

「もちろん子どもが生まれない子孫もいるでしょうけど、単純に計算してみると、2の30乗になる。そうやって計算してみたら、アッという間に驚くほどの人数になるんですよ。」

永田が続ける。

「弘法大使空海は1200年前にこの世に実在されました。その頃、僕のご先祖様から僕を見ると、遠い存在の一人にしか見えない。でも僕から見ると、わずか30世代か40世代を遡《さかのぼ》るだけですので身近に感じる。このことに気づいたんです。要するに、今の日本人は先祖を遡ると、みんなが親戚になるんだ。さらに人類を遡ると、人類はみんな兄弟といってもよい。而二不二とは、こういうことなんだと」

そうした永田の認識は『大欲に生きる』という人生観にもつながる。

ウクライナ危機の中で……

しかるに、人は現実世界の中で国境を引き、時に争う。

「人が互いに殺し合うなんて実に馬鹿げています」と永田は〝悲憤《ひふん》〟を込めて語る。永田自身は、どんなときに国境という存在を感じるのか？

「僕は日本と外国の間を頻繁に行き来しています。そこには入国審査があって、税関があって、検疫《けんえき》がある。グローバルに仕事をすると、そういう国境が立ちはだかってくる。理想としては、まずはその国境が無くなるべきだなと」

現実に国境は存在する。ロシアは２０２２年（令和４年）２月、国境を越えてウクライナに侵攻し、戦争を始めた。

では、どうやったら国境は無くなるのか？　という質問に永田は「ただ一つあります。それは、世界中のみんなが物心ともに豊かになることです」という考えを示す。

共鳴した稲盛和夫の経営思想

みんなが豊かになる――。このことをどう実現していくか？

「豊かの定義とは、稲盛和夫さんが言い続けられたように、心も精神的な面も、物質的な面も豊かになるということ。さらに言い換えると、幸福という考え方ができる。幸せという考え方ですね」

永田はその幸せという考え方について「仏教の視点からすると２つある」と上座部仏教と大乗仏教の二つの視点を挙げる。

「上座部仏教というのは『知足《ちそく》、すなわち我、足るを知る』です。もうこれで充分と思いましょうよと。有るもので満足しましょうよと。これも考え方としてはよいと思います。もう１つは大乗仏教の考え方であり、『大欲』という考え方ですね。要するに、自分はもう幸せの域にいつでも達することができる。しかしそうはしないで行場《ぎょうば》で人々のために大欲に生きる」

『大欲』の実践には自制と忍耐が伴うということである。この考えは故・稲盛の「自利利他」の思想とも重なる。京セラをグローバル企業に育て上げた稲盛の根本思想には、仏教から来る「利他」の思想があった。

「涅槃《ねはん》という言い方があるんですけれども、自分自身、本当は天国のような所に行けるのだけれども、わざとそこには行かずに、今はここに留まって、衆生《しゅじょう》の幸せのために白己を犠牲にしてでも尽くす。そこに自分の幸せと生きがいを感じ取る。これが大欲の考え方です。この大欲は『般若理趣経《はんにゃりしゅきょう》』という経典にありますが、密教の基本を年数をかけて勉強しないと実践は難しいでしょう」

永田は新日本科学の会長兼社長、一般社団法人メディポリス医学研究所の理事長、そして米国法人のSNBL USA, Ltd. 会長のほか、学校法人ヴェリタス学園理事長などを務める。

前述のように、永田は1958年（昭和33年）8月11日生まれ。鹿児島県立中央高等学校から学校法人聖マリアンナ医科大学に進学。父・永田次雄から同社の経営を受け継ぎ、社長に就任したのは1991年（平成3年）1月であった。以来、新事業領域を広げ、今日の新日本科学（SNBL）グループを作り上げた。

社会活動も幅広い。学校法人聖マリアンナ医科大学理事、学校法人順天堂理事のほか、学校法人高野山学園評議員、公益財団法人日中医学協会理事、一般社団法人日本予防医学会理事を務める。さらに、鹿児島大学経営協議会学外有識者委員・学長選考会議委員、京都大学経営管理大学院教育プログラム開発研究会委員、内閣府委員も務めた。また、メリーランド州立大学、中国煙台大学、北海道大学、金沢大学、東京医科大学、高知大学の招聘・客員教授を務めるなど、内外の大学とのパイプも太い。

人づくり・教育にも熱心で、郷里・鹿児島では国際教育を行う私立の幼保連携型認定こども園の運営母体「ヴェリタス学園」を設立、人間性豊かな人材教育に取り組む。資金は永田の両親に寄付してもらった。

また、仏教国・ブータン王国との関係も深く、ブータン王国名誉総領事を務め、『〝幸福の国〟ブータンに学ぶ――幸せを育む生き方』の著書もある。

こうした活動領域の広さを見ても、仏教から来る『大欲』の考えを永田が誠実に実践しようとしていることがわかる。

空海開山の高野山との出会い

永田は仏教（密教学）を修めようと、高野山大学大学院に学び、密教学修士を取得。

弘法大師（空海、７７４—８３５年）が８１５年に開山した高野山（和歌山）で、永田が真言密教に関心を寄せるきっかけになったのは、池口恵観・高野山大僧正（１９３６年生まれ）との出会いであった。

池口大僧正は鹿児島県出身。父・次雄が同郷のよしみの知り合いで、その縁で真言密教の教えを受けた。

「恵観先生は高野山大阿闍梨《あじゃり》で、高野山にある別格、清浄心院《しょうじょうしんいん》というお寺の住職です。先生とは、35年くらい前からのお付き合いですが、当時、僕は欲をたくさん持ちなさいと言われたんです」

欲を持ちなさい――。そう言われたときに永田は違和感を覚えたという。

「仏教というのは欲を捨てることだと思っていましたから、『え?』という受け止め方でした。そこから今の大欲の実践に至るまでに10年くらいかかったかもしれない。その間、恵観先生は本を何冊も送ってくださった。私は30歳くらいでものすごく忙しいとき。心の余裕がなく読めませんでした。あるとき、平積みしてある本を読んだんです。すると、仏教には生きる教えが書いてある。哲学なんだと。それから感ずるところがあって、一気に30冊くらいの仏教に関する本を読み漁りました」

永田家は古来、神道に添った家柄で敷地に神社もあり、永田は鹿児島県護国神社の責任役員も務める。神道は共生・共存の道を説く。その神道について永田が語る。

「神道とは自分の親、あるいは祖父母、また近い親戚が亡くなったときに身近に感じますよね。神道では人は死ぬと神様になり、いつも見守ってくれているという感じがする

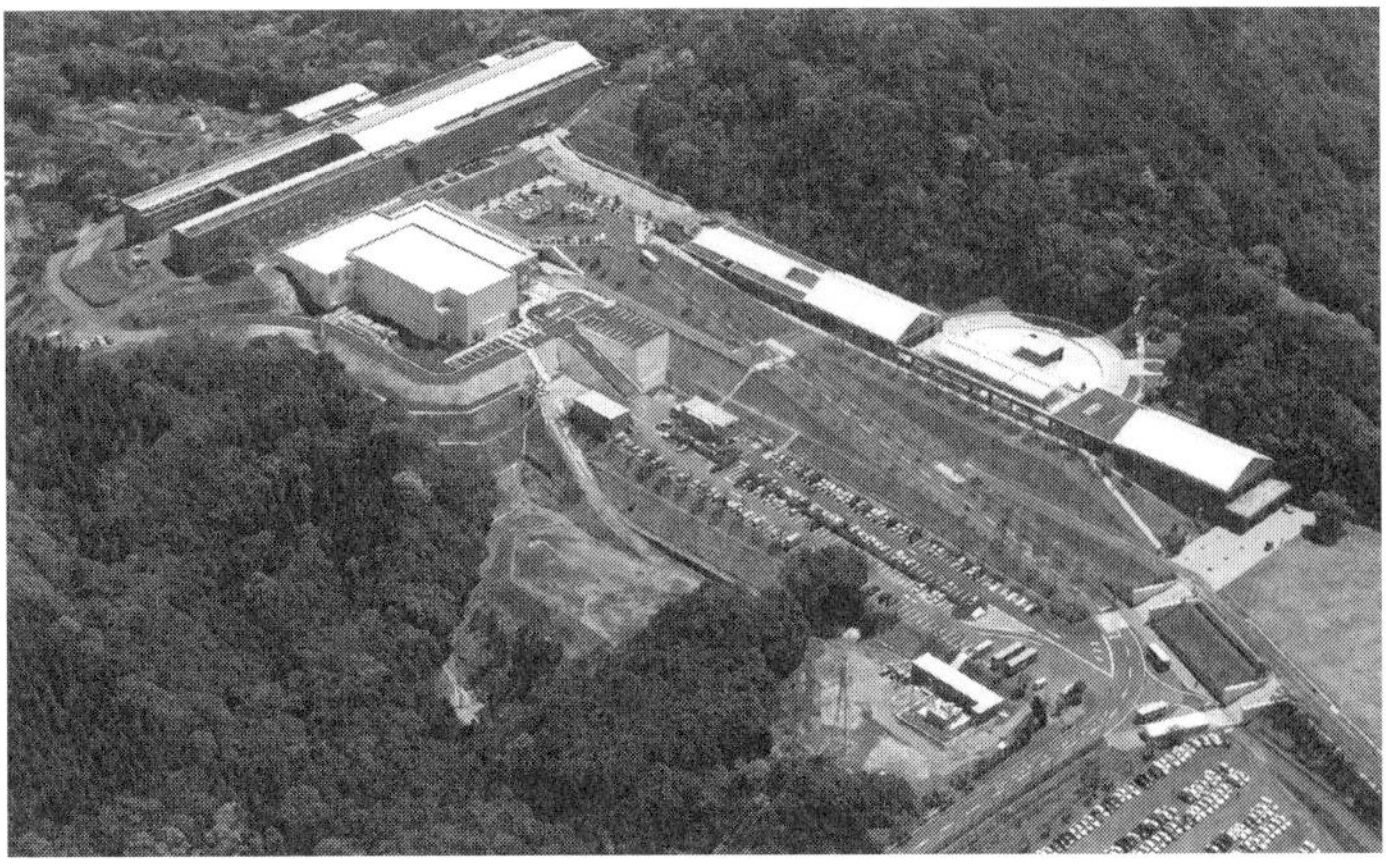

「メディポリス国際陽子線治療センター」は鹿児島県指宿市に九州初の陽子線がん治療施設として開設した

んです。そこが神道のよいところですよ、神様だから。そこで全てが終結する。僕の場合は、プラス密教の思考というものがある。その2本立てで考える。そうすると、僕は死に対する恐怖心が小さくなるんです。これまでやりたいことをやってきたし、普通ではなかなかできないことも、いくつもやり遂げてきましたから」

永田はこう語りながらも、「まだまだやりたいこと、やらなければいけないことがあります」と、その心中を打ち明ける。

第4章

女性が活躍できる職場をつくる――。
これも『大欲』の実践

女性が輝く先進企業表彰——。２０１８年（平成30年）、新日本科学は「女性が輝く先進企業表彰」内閣総理大臣表彰を受賞した。永田は首相官邸で安倍晋三元総理から直接表彰状を受け取り、首相を前に２分間のスピーチを行った。「女性が普通に活躍できて、普通に昇格し、普通に管理職になれる職場づくりを目指してきた」と話した。翌年には「均等・両立推進企業表彰」厚生労働大臣優良賞を受賞、２０２２年（令和４年）には経済産業省、東京証券取引所認定「なでしこ銘柄」に選定された。永田は「このような形で評価されるとは夢にも思わなかった」と語る。これも「世のため、人のため」となる『大欲』の教えの実践である。永田の人生観、経営観を探ると。

65歳を迎えて「やるべきことは一杯ある」

永田は2023年（令和5年）8月11日、65歳となった。

「これまでやりたいことをやってきたし、達成感は僕なりにある。でも、まだやらなければいけないことがある」

やらなければいけないこととは、世のため、人のためという考えから来るのか？

「そうです。そして、自分のためにも、家族のためにもです。僕の場合は自分より家族を大切にしますから、家族が先にきて、そして自分のためですかね。もっと言えば、家族や自分を含めた世の中のためにやらなければいけないこと。それが自分や家族のためになるということです」

父・次雄から経営を受け継ぎ、社長に就任して以来、果敢に新領域を開拓してきた。一方、事業拡大には人材が必要。新日本科学の本社は鹿児島市北部の山間地帯に位置し、交通の利便性に劣るため、人材を獲得するには不利だ。しかし、永田は社長就任時に100名ほどの従業員だった組織を2008年（平成20年）の東証1部上場時にはグループで2000名ほどの規模にした。どうやって人材を獲得したのか？

「鹿児島出身の男性は県外の大学に進学し、そのまま都会に就職しますが、女性は地元に残っていた。その有能な女性に活躍してもらおうと考えたんです」

女性を採用して育てる、その策は、最初はうまくいった。しかし、結婚や出産を契機に退職していった。永田は会社に残ってもらうにはどうしたらよいかを考え、まず社内に託児所を作った。それから女性幹部社員と待遇改善について話し合った。

「働くなでしこ委員会」を設置

永田は女性の視点で考えてもらうのが一番よいと思い、部門横断的な〝働くなでしこ委員会〟を編成。現場の生の声を拾い、50項目以上の職場環境の改善提案を具現化した。併せて、働き方改革を推進、手作業をロボットなどで自動化することで残業時間の大幅削減に成功した。

経営理念会議を月次で開催し、社員の残業時間や退職者の意見などを幹部で共有。管理職研修は女性が自由に参加できるようにしたところ、女性の管理職やその手前の係長職が増えていった。医師でもある永田は女性に特有の疾患セミナー開催を企画、外部専門医の講演などを手配した。併せて、がん検診を定期健診に導入、手厚い健康管理体制

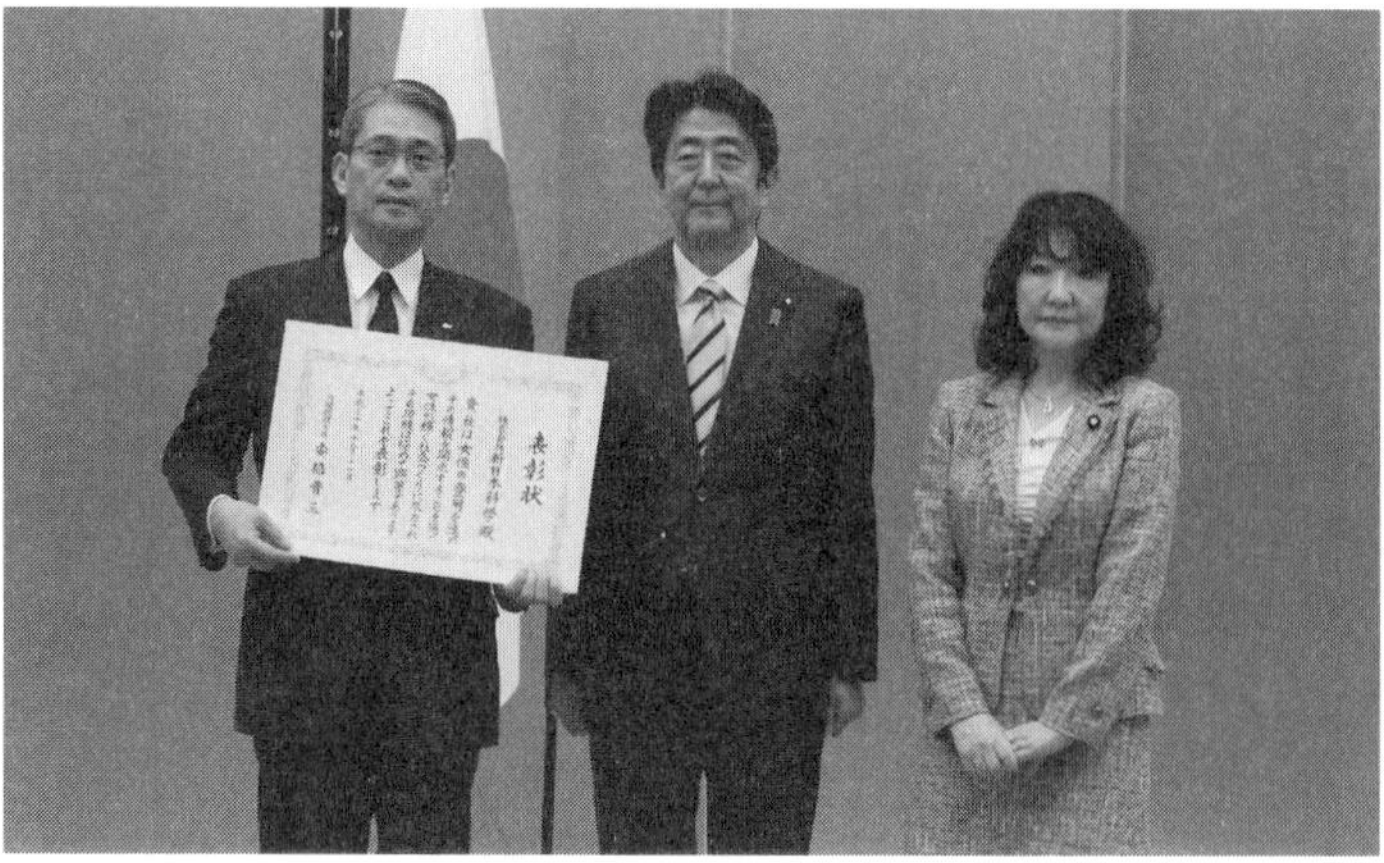

2018年（平成30年）に「女性が輝く先進企業表彰」内閣総理大臣表彰を受賞。女性が活躍できる職場づくりにも励む。

を敷いた。

その結果、九州初の「プラチナえるぼし認定（厚労省、女性活躍推進法による認定制度）」や「健康経営優良法人ホワイト500（経産省）」の認定を受け、鹿児島県女性活躍推進優良企業知事表彰も受賞した。今では内閣府を通じて、国内各地の行政機関などからの招へい講演にも応じ、取材協力など女性活躍の情報発信に積極的に取り組んでいる。

日本で国際教育を行う

永田には2人の子どもがいる。それぞれ中学生のときに米国に単身留学させたが、なぜか？

「寮住まいでしたけど、親から離れて一人で

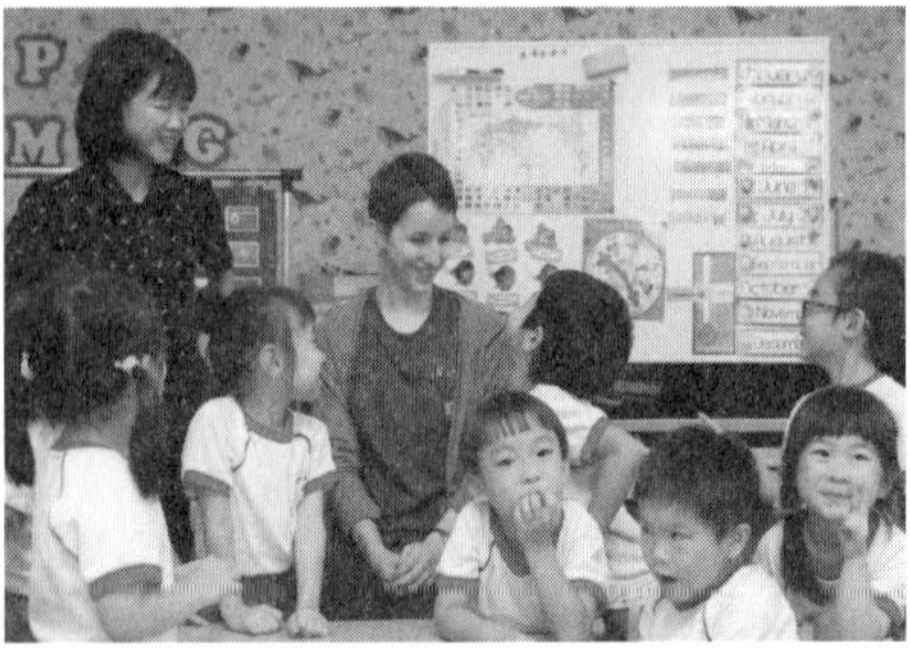

鹿児島市に国際人を育成する学校法人「ヴェリタス学園」

暮らすと自立心が養われる。英語が話せるだけでなく、将来的には国を超えた人脈の構築、文化の交流、互助の精神が重要になってくる。それには米国で教育を受けるのがよいと考えた。息子は、高校を卒業してからボストン大学とコーネル大学（修士課程）に行きました」

しかし、子どもらと遠く離れて暮らすのは寂しかったと言う。そこで、国内にも国際人を育成する学校があってもよいのではないかと考え、鹿児島市に国際人を育成する学校法人「ヴェリタス学園」を設立、まずこども園を開設した。

「3億円かかった校舎の建築費のほとんどは僕の両親に寄付してもらいました。しかし、外国人教師と通訳が必要なのですが、彼らの給料は学園が負担しなければならない。その分は大きな持ち出しになるんです。

そこで企業の英語教育を受託したり、英会話教室を開いたりして、その収益で賄うことにしたところ、なんとか収支が取れるようになりました」

「調和」を重んじる日本式経営

永田流の「世のため、人のため」という考え方は密教の『大欲』から来るわけだが、その根底は高野山（真言宗本山）の教義にある。欧米社会はキリスト教が大元としてあるが、「公」のために（for the public）というところでは、欧米の人たちと相互理解できても、奥義が仏教、高野山にあるとなると、その理解は微妙なものになってくる。

そうした部分にまで、永田は外国籍の幹部との対話のときに触れるのか？

「高野山の寺や密教について話をすることはありますが、多分、真の理解は難しいと思います。彼らがどれだけ理解してくれるかどうかは正直、分かりません。相手が日本人でも難しいですからね」

永田は次のように続ける。

「欧米社会は一神教の世界です。基本的にキリスト教です。でも、日本にはこういう考え方もあるんだよ、と話します」

価値観や宗教は互いに異なるかもしれないが、ビジネスの世界では共存していくことが大事。

「ええ。僕は外国人に対しては日本の宗教を主張せず、むしろ、組織の融和を優先します。グローバルに経営をしていると、いろいろな考えの人たちがいます。議論や対立はいつでも起こり得るし、喧嘩も起こり得る。でも、僕が中間にいて3者で話せば対立にはならない。これが大事で、組織の融和というのは中心をとることが大事だと思うんです。複数の視点で調和していくのが日本式の素晴らしさです」

永田は欧米式の経営と日本式経営との違いについて次のように話す。

「海外、殊に米国では弱い者は潰せばいいじゃないか、競争して勝ったら自分のものだ、簡単に言えばそういうことになるように感じる。しかし、海外でもすべてが米国式だけでなく、いろいろなやり方があります。日本人に近い考えを持つ人もいます」

永田が新日本科学の社長になってから新領域への投資負担が重く、赤字経営に陥ったこともある。しかし、そのときも含めて、「経営の軸は、ブレずにやって来た」と永田は毅然として語る。

「事業をやっていく上では、経営理念というものを明確に打ち出す必要がある。苦しい時期もあるけれど、どんな時期であっても、その理念軸はブレてはいけない。周りの人たちからよく言われるのですが、社長になって三十数年間、理念軸は全くブレていないと。これが自信となっているわけです」

自分たちは何をやり、何をやらなければいけないのかを考え、実践していく。その思考や実践がブレないということである。

陽子線治療センターは10年間、営業赤字で

がん患者に対して、患部を切らずに陽子線を当てて治療していく「メディポリス国際陽子線治療センター」は15年前の２００８年（平成20年）に、１００億円以上をかけて鹿児島県指宿《いぶすき》市に着工。３年後の２０１１年（平成23年）１月から治療を開始。

巨額の資金をかけて、がん陽子線治療施設を作る――という永田の決断だが、実際には新日本科学の監査法人や社外役員からは事業投資としての合意は得られなかった。

「いやあ、もう大変でした」と永田は当時の厳しい状況を語る。

しかし、どうしても陽子線施設をつくりたくて、結局、個人保証という形で、自腹で進めることにした。開設から10年間、営業赤字が続き、苦しい台所事情が続いた。しか

し、がん患者からのニーズは強かった。

薩摩半島の南端、日本有数の温泉保養地で知られる指宿市の高台にある同センターには、前立腺や肝臓・胆管、肺、すい臓、頭頸部のがんや転移がんなど、いろいろながんを治そうと大勢の患者さんが訪ねてくるのだ。

その患者さんの思いに寄り添い、「苦痛から解放する」という経営理念の軸を一本通したいという永田の決断である。

「業績が赤字でも、やらなければいけないことは続けると、信念をもってやりました。シンジケートローンに参加する銀行団との辛抱強い話し合いが何年も続きました」と永田もこの10年余を振り返る。

そして永田はこうも付け加える。

「新しいことをやると、いつも大変なことが起こるんですよ。赤字にはなるし、試練がたくさん出てくるんだけど、それでも何とかなる。だから、軸がブレないで生きていれば何とかなる、というのが、僕の考え。辛くても明るくみんなで頑張ろう、ということです」

メディポリス国際陽子線治療センターの営業赤字が黒字に転換したのは開設から11年目のことだった。

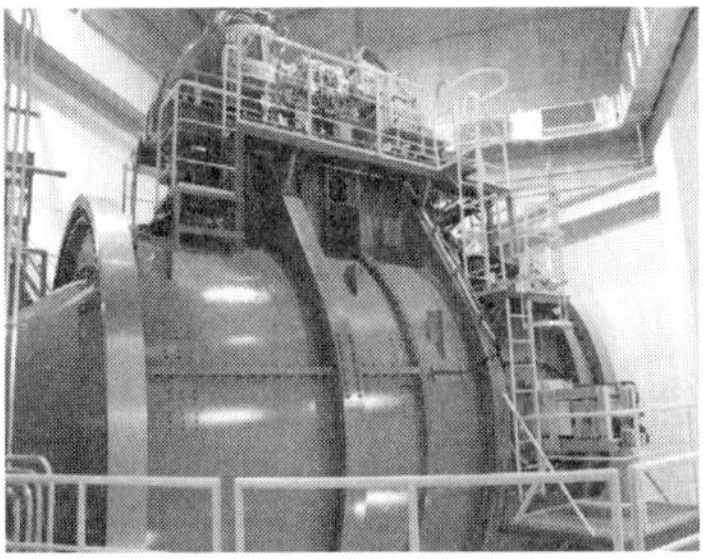

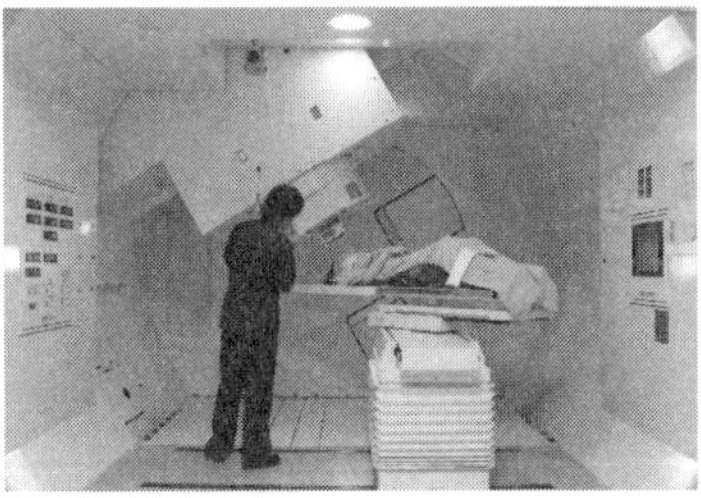

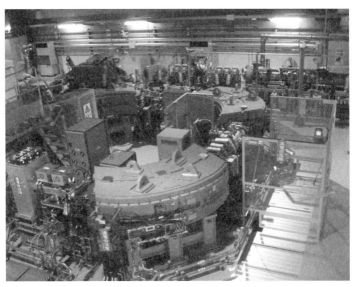

最も軽い元素である水素から取り出された陽子は方向の制御が容易なため、全方向からの照射を可能とする回転ガントリー（左）は“小回り”の利く陽子線で普及されている。上は加速器室（シンクロトロン）、下は陽子線照射治療室

陽子線治療を保険診療に

陽子線治療は、当初は医療保険が使えず、先進診療が建前であった。患者さんの自己負担は重く約300万円。先進医療保険に加入していなければ、この高額治療費を自己負担できる人と、そうでない人が出てきたことに、永田も心を痛めた。「陽子線治療も国の保険対象にすべきだ」と永田は考え、その実現へ向かって「陽子線治療施設連絡協議会」という全国レベルの組織を考えた。

「垣添《かきぞえ》忠生《ただお》先生（現公益財団法人「日本対がん協会」会長）に協議会会長就任をお願いし、厚生労働省元幹部の麦谷《むぎたに》眞里《まさと》先生に副会長を依頼しました。僕は事務局を務めることにした。日本放射線腫瘍学会で陽子線治療責任者の筑波大学の櫻井《さくらい》英幸《ひでゆき》教授にも参画してもらいました」

陽子線治療を保険診療として認めて欲しい――。この運動は6年以上続いている。その結果、保険対象の枠も徐々に広がり、「陽子線治療が保険診療になると医療機関が国から受け取る治療費（技術費）は大幅に減額されるものの、多くの種類のがんに保険診療が認められて治療を受ける患者さんも増えてきた。しかし、※肺がん、食道がん、乳がんなど、いくつかの大事ながんの保険がカバーされていません。それらも含めて、もう少し活動を続けたい」と永田は語る（※初期の肺がんは、２０２４年度から保険適用が予定されている）。

どうしても手術はしたくない、麻酔ができない、高齢であるなどの理由で外科手術ができない患者さんなど、多くのがん患者さんに希望を与えるためにも、陽子線治療を保険対象にしようという永田ら関係者の努力の結果が実現しつつある。これも永田が抱く『大欲』の教えの実践が功を奏したと言ってもいい。

今は患者さんから感謝の言葉を受けることが増えてきたという。

「しかし、感謝してもらうために僕はこの仕事をしているわけではありません。それを求めて仕事をすると、逆に感謝されなかったときに落ち込むから。お礼を言われたら素直に嬉しい。だけれども何も言われなくても治療がうまくいけば、それだけでも嬉しい」と心境を語る永田である。

『大欲』の実践は今日も続く。

第５章

鹿児島で生まれ育ち、高野山で会得した経営の本質

人と人のつながりを大事に――。永田が医師の資格を取り、経営職に就いたのも、祖父母や両親とのつながりがあってのことで、『大欲』の教えを知るきっかけになったのも、郷里・鹿児島の先人・先輩とのつながりがあったからだ。郷里・鹿児島は日本の近代化の始まりを告げる明治維新期に数多くの英雄を輩出した土地柄。そのうちの1人、西郷隆盛は維新期以降も鹿児島でもっとも慕われている人物。「僕の祖父、永田綱《つな》の伯父・永田良武と、綱の大叔父・永田十郎と勇助、彼ら3人は明治10年、西南の役で討死しています」と永田。西郷隆盛の生き様、高野山での密教修行は、永田の経営の奥底に流れている。

父・次雄の「先を考えろ」

人の精神性、人格は本人が生まれ育った郷土と深く関わる。

永田は医学の道を進んできたわけだが、臨床医としては進まずに経営者の道を選択した。もっとも、医薬品のＣＲＯ（開発業務受託機関）としてグローバルに事業を展開し、「人類を苦痛から解放する」を自分の使命としており、新薬開発を通じて医療に関わる――という思いは一貫している。

父・次雄は、戦時中は海軍のパイロットだった。操縦する飛行機が墜落して九死に一生を得たこともあったという。他の搭乗員は全員死亡した。次雄も相当な重傷だったが、墜落寸前に風防《ふうぼう》（操縦席の窓）を開けたので生き延びた。そのせいか、次雄からは「先を考えろ」と幼少期から叩き込まれた。どのように鍛えられたのか？

「先見性については徹底して鍛えられました。先を考えろと。どうやったらよいか、どうすればよりよくできるか。昨日よりも今日、今日よりも明日と常に先を考えて行動していけと。僕は暗記するのは得意ではないけど、先を読む力や人の心を洞察する力はかなり磨いてきた」

新領域への投資や経費の節減にしても、「どうすればもっと効率がよいのか、よく考えろ」という教えは今の新日本科学にも生かされている。

永田の両親は共働きで2人ともいつも帰宅が遅かった。土日も休むことはなかった。そのため幼児期からの人格形成には祖母の存在が深く関わってくる。明治21年生まれの祖母・貴美がよく口にした言葉がある。

「品がなか、とよく叱られました。要するに品性が大事ということですね」

明治生まれの祖母の教えを受けて育つ

祖母は旧薩摩藩時代に領主・島津家の重鎮・伊地知彦七《いじちひこしち》の娘。

「祖母は僕が18歳のときに亡くなったんですが、それまで一緒に住んでいましたから、いろいろな昔話を聞きました」

鹿児島は明治維新に深く関わったところ。江戸末期に倒幕に向かって藩主を動かし、維新の原動力となったのは、西郷隆盛や大久保利通など下級武士であった。明治に入り、新政府軍と対峙した西郷は「西南の役」（1877年＝明治10年）で戦いに敗れて命を絶つが、「敬天愛人」の思想、つまり「世のため、人のために」という思想は多く

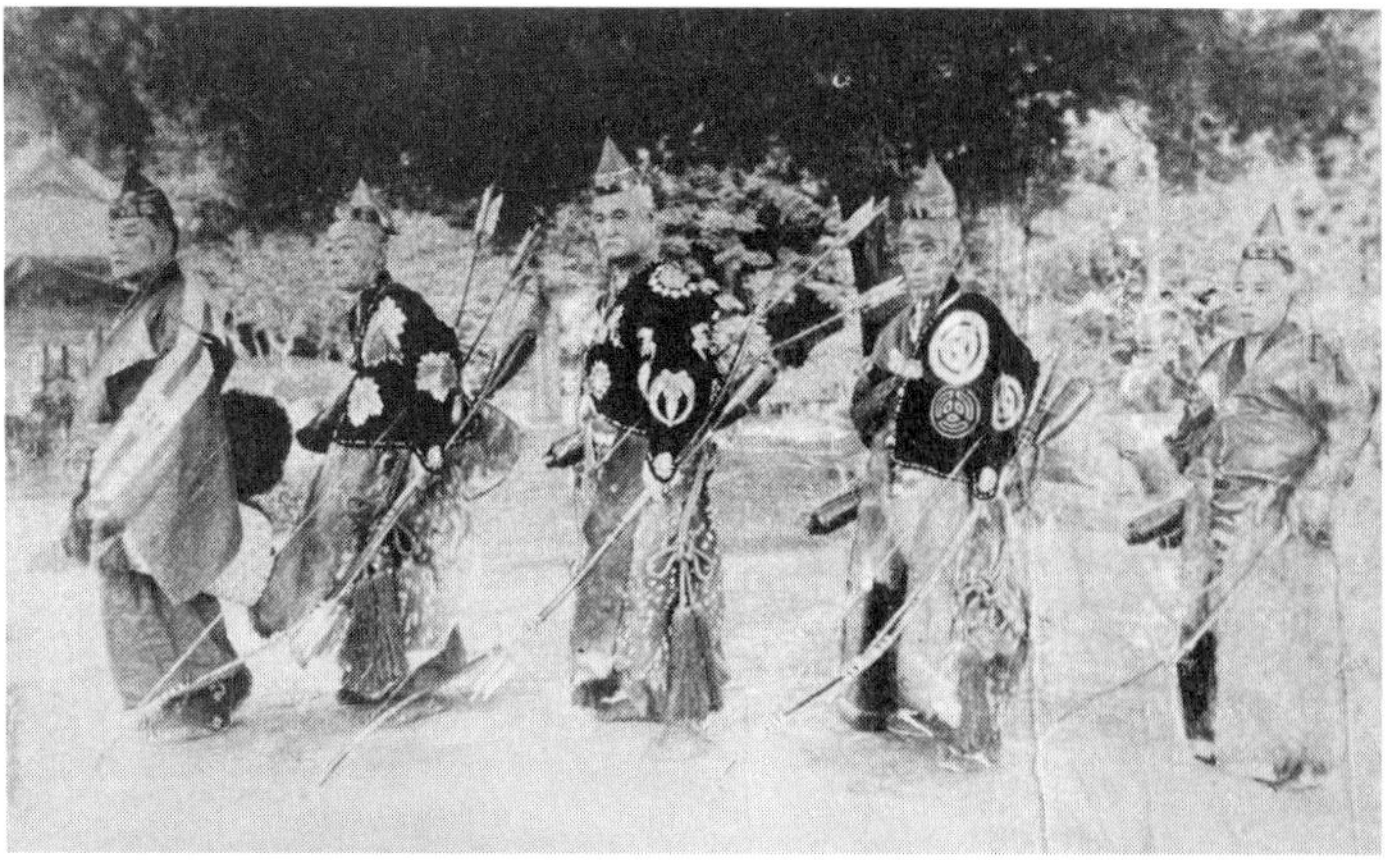

旧薩摩藩時代。領主島津家の重鎮・伊地知彦七（向かって右から2番目）の娘が永田の祖母にあたる

の人に受け継がれていった。そうした経緯があり、鹿児島の関係者の多くが新政府の仕事に就いた。

「祖母は東京で明治天皇の侍従武官《じじゅうぶかん》を務めていた兄・伊地知英輔《いじちえいすけ》の家から跡見女学園に通っていたんです。その後、結婚して台湾に行き、帰国したのは昭和の初めと聞きました」

祖母は1888年（明治21年）生まれ。侍従武官の兄とはかなり歳が離れていたそうだが、兄の家から女学校へ通うあたりは、その頃の家族、一族の結び付きは深く、強かったということであろう。

一方、永田家の家系図を遡ると、「1662年、永田綱吉・新右衛門という旧薩摩藩の士族の家系です。僕は初代・新右衛門から数え

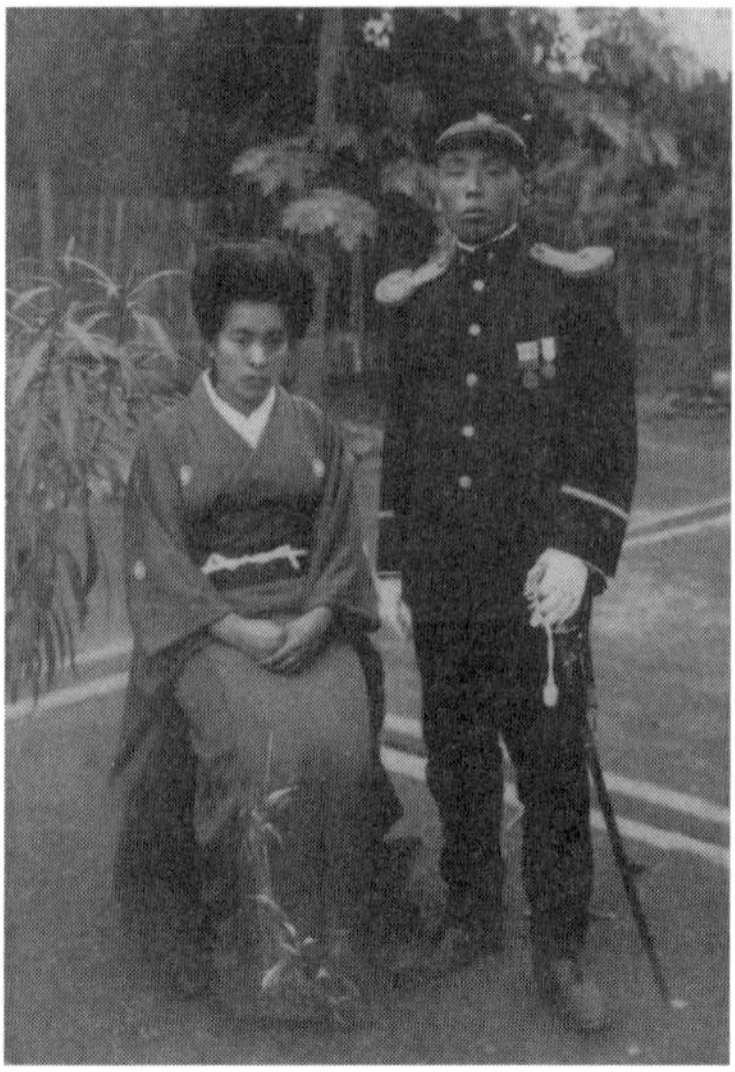

祖母・貴美（左）と祖父・綱。永田は祖母からしつけを受けた

ると10代目にあたるようです。高祖父・良武は戊辰戦争で討死していま す」

戦前、旧陸軍の飛行基地があった知覧《ちらん》の近くに「永田」という地区があり、永田家の本家はその地区にあるという。

永田の祖父は1882年（明治15年）生まれで綱《つな》といい、薩摩藩の藩校・造士館《ぞうしかん》（旧制第七高等学校の前身）を卒業している。「祖父は造士館のとき、祖母の兄・伊地知稔《みのる》と同期で、その縁で祖母と祖父は知り合い、結婚したのです。伊地知稔は大正から昭和にかけて島津興行の所長をしていたと聞いています」と永田。その祖母が永田の祖父になる永田綱と結婚し、台湾に渡ることになる。

日清戦争（1894年＝明治27年）に勝利した日本は台湾統合を進め、台湾の近代化に努めた。その台湾統治を進めたのが台湾総督府。祖父・永田綱は、日露戦争に出兵後、台湾総督府勤務となり、台東庁の財務管理責任者として任に当たっていた。

藩政時代、明治維新期、そして大正、昭和の激動期を経て、平成、令和と時代が変わる中を、「人と人のつながり」を感じながら永田は年輪を重ねてきた。祖母の話を聞き、父からは「医者になれ」と囁かれ、自分なりに将来のことを、「考えて、考え抜き、決断するという人生を送ってきた」という。

ブータン王国名誉総領事を拝命

幸福の国と言えば、ブータン王国が思い浮かぶ。日本との国交樹立25周年にあたる2011年（平成23年）、ブータン国王が来日し、国会演説された。国王陛下は演説の中で、東日本大震災のお悔やみと復興に向けての励まし、アジアに近代化をもたらした日本と日本国民の卓越した資質に対する敬意、そして日本からの長年に渡る支援に対する謝意などを話された。永田は、ブータン王国との関係について次のように話す。

「15年くらい前のことです。ブータン政府からティンレイ元首相が来日し、そのときに日本には大使館がないので、私に日本の名誉領事になってくれないかと頼まれました。簡単に考えて引き受けたのですが、実際には日本にいるブータン人が重篤な病気になった時のサポートや事件・事故に遭ったときの対応など、思ったよりも面倒なことが多いです」

日本には多くの名誉領事館が存在する。その国の大使館がある場合、名誉領事館にはそれほどの任務はないそうだが、大使館がない場合、本国との連携のもとに在日する当該国民のサポートや本国からの依頼でいろいろな公務が発生する。

永田の本拠地であり、新日本科学の本社所在地でもある鹿児島市には永田が名誉総領事を務める鹿児島ブータン王国名誉総領事館が公式に存在する。

「名誉領事に任命されて最初に本国を訪問したときに、ブータンでは乳幼児の死亡が多いと聞きました。それで調べてみると、栄養失調が原因でした。政府の幹部にミルクやヨーグルトが効果的だと示唆しました」

ブータン王国はヒマラヤ山脈に位置し、山岳地帯である。牛の飼育には慣れていない。そこで永田は「たまたま鹿児島大学の経営協議会委員でしたので、学長に頼んで獣医学科にブータン政府の職員（インドの獣医師資格を持つ）２名を大学院生として受け入れてもらい、繁殖育成を指導してもらいました。僕の実家は鹿児島大学のすぐ近くにありましたので、彼らはそこに住み込んで大学に通いました。旅費や学費、生活費は新

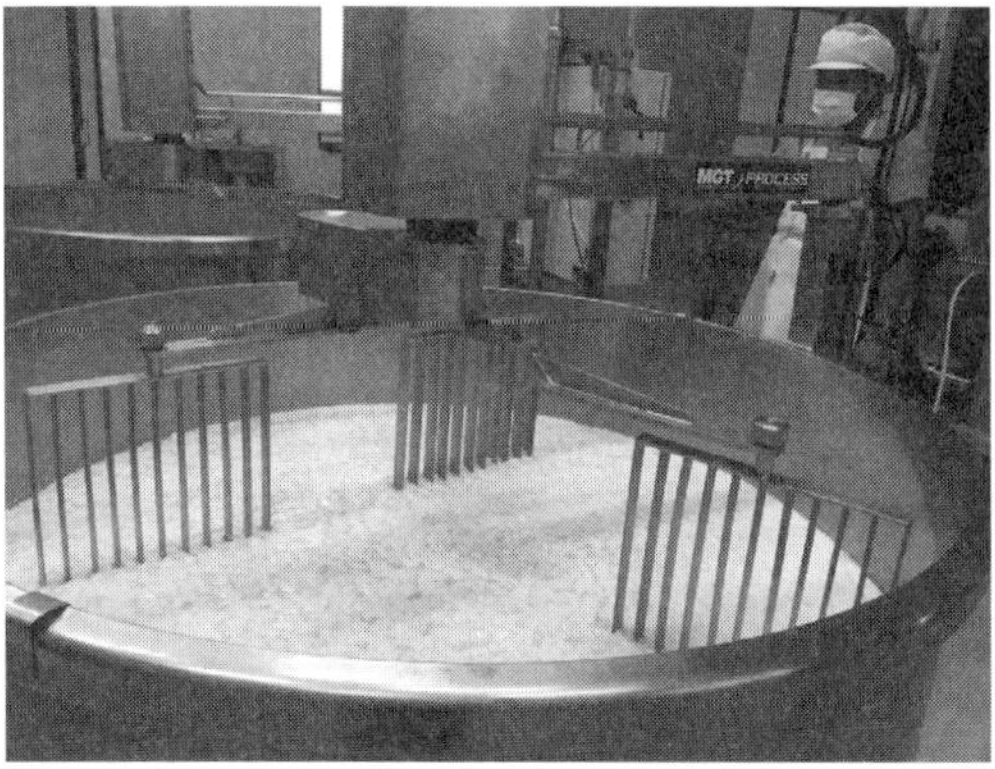

ブータン王国名誉総領事も務める永田。ブータンの子どもたちのために、チーズ工場を建設し寄贈した

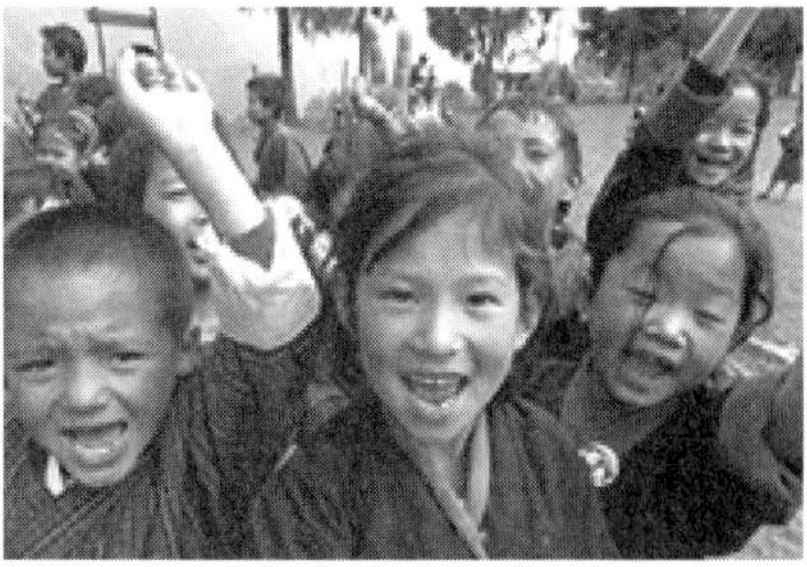

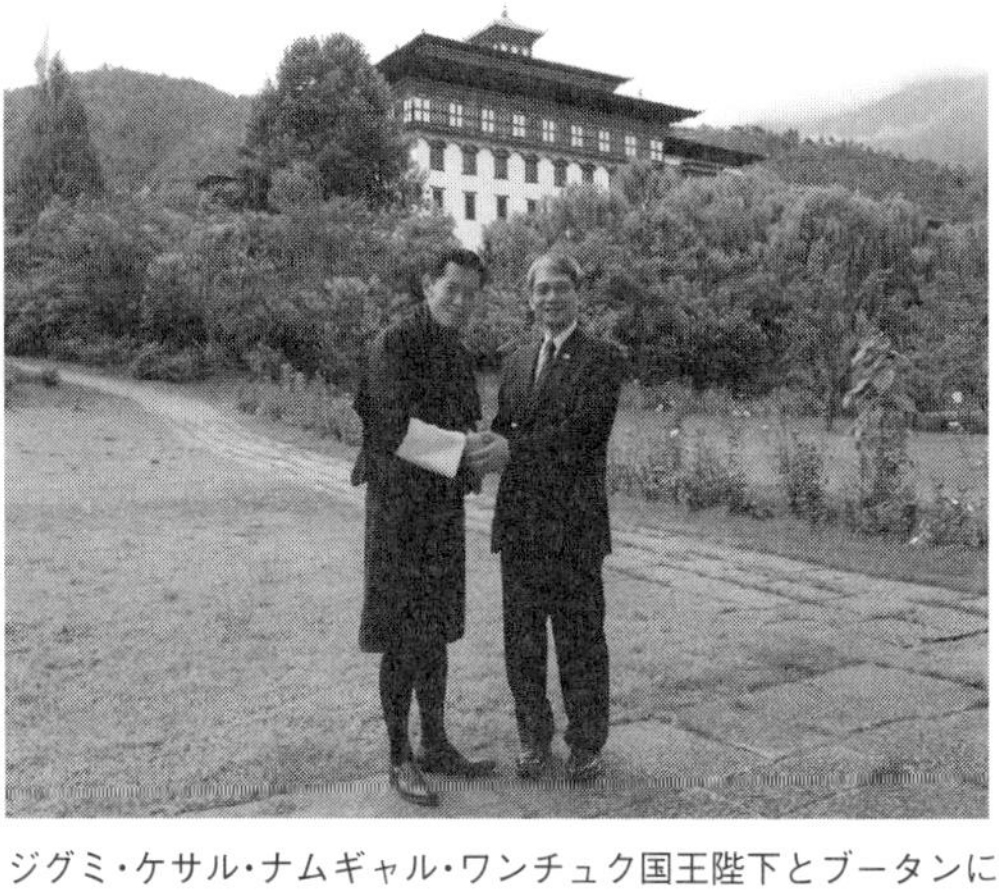

ジグミ・ケサル・ナムギャル・ワンチュク国王陛下とブータンにて（2019年）

日本科学が支援しました」と話す。

その成果が実り、ブータンでも乳牛の飼育が盛んとなった。しかし、今度は牛乳をチーズやヨーグルトに加工する乳製品工場が存在しなかった。そこで永田がとった策は？

「乳牛が増えてきたのは良かった。しかし、乳製品の加工工場がなかった。それで僕は日本から専門スタッフを派遣し、乳製品をつくる工場を建設することにしたんです。森永乳業に長年勤務された専門家、それから東北大学薬学部を卒業した研究者、米国人で鹿児島本社に勤務していた管理者の3人を送り込みました。総工費は200万ドル《ドル》ほどかかりました。立派な工場が完成し、子どもたちはヨーグルトやチーズが食べられるようになりました」

『大欲』を実践するのに国境はないということだ。乳製品工場が完成してしばらくの間はブータン産チーズを日本で販売し、その収益を工場の維持費とした。開業してしばらくすると、工場の運営も軌道に乗ってきた。そこで永田の取った行動は？

「開業して5年くらい経った頃、技術的にも経営的にも独り立ちできそうだと思ったので、その工場をブータン政府に寄贈しました。今は現地政府の管理下で子どもたちに乳製品を食べさせています。乳児死亡率も改善されたと聞いています」

見返りは求めない。永田は子どもが死ななくなったことがとても嬉しいという。「これも縁です。人と人とのつながりです。そして何よりも、僕がそれをしたかったのです」と永田は語る。

大欲に生きるメリットは何か

「大欲とは、自らの欲を中心として、そこから距離を広げていき、多くの人々の視点で、それぞれの希望や夢を叶えるサポートをするような感じ」と永田は言う。

一見、単なるお人好しに見えるが、それとは違うと言う。一体、どう違うのか？

「まず、自分が中心にいるということです。すなわち、自分の欲がコアにあり、それが多くの人々を救うことにつながるのです。だから、あくまでも自分で考え、自分の欲を満たすことになるんです」

まず自分の欲があり、その欲は自分だけに限らず、多くの他人、ひいては未来の子孫にも通ずるということだ。続けて、永田は話す。

「先日、ある医学会の重鎮の先生から聞かれたのですが、『永田先生は女性活躍推進の講演や仏教の講演などをよくされますが、それは先生にとってどんなメリットがあるのですか?』かと。僕の答えは、それはわたし自身の生き方であり、わたしの大欲を満たすことになるのです、と答えました」

般若理趣経《はんにゃりしゅきょう》には、百字《ひゃくじ》の偈《げ》というところがある。そこには、大欲得清浄《たいよくとくせいせい》　大安楽富饒《たいあんらくふうじょう》とある。『清らかで浄化した大欲に生きることにより、深い安らぎを得て富み豊かになる』という意味だ。他の言い方では、済世利民《さいせいりみん》とか、衆生済度《しゅじょうさいど》と言う。人々を迷いや苦しみから救済し、安楽に導く。

「僕は寺の僧侶ではないので、ビジネスを通じて社会に貢献できれば良いと考えています。とはいえ、高野山大学で密教学修士を得ていますので、僧侶になろうと思えば大僧《だいそう》都《ず》の資格は与えられるそうですけどね」

一般に永田のような人は、なかなかいないのではないかと思うが、永田はそれを次のように言う。

「医者の多くは医療を通じて衆生済度に生きておられる。また、ビジネスマンでも社会的利益を優先される方を何人も知っている。彼らの日々の業務は善行であり、修行でもある。僕の『大欲に生きる』ことと同じです。社会には大勢の方が大欲に生きておられると思う」

社会にはいろいろな職種がある。永田に言わせると、それぞれが行場《ぎょうば》であり、そこに自らの生きる道を見出して、大欲に生きているというのだ。

経営者は自らの企業経営の中で、良い時もあれば、苦しい場面にも遭遇する。時代の変化、環境の変化を受けながらも、不幸を他責にせず、一本、経営の軸を通していくにはと考え続ける。そうした経営者の道も、永田にとって高野山での密教の修学が大きく影響している。

第6章

「崖を登るときは、一つひとつ岩場を確かめて」郷里の先輩から学んだこと

永田は40代の頃、アグレッシブに仕事を進めていた。薬物代謝分析センターの建設（和歌山県）から始まり、臨床試験を受託する臨床事業部門の新設（東京・大阪）、九州初の陽子線がん治療施設（鹿児島）の建設、米国では非臨床事業施設（シアトル・テキサス）、治験専門病院（ボルチモア）、中国では非臨床事業施設（上海・広州郊外）を建設した。また、ボストンとサンフランシスコには新薬開発のバイオベンチャーを設立（いずれも米ＮＡＳＤＡＱ《ナスダック》市場上場）するなど、新規事業開拓に打ち込んでいた。そんな意気盛んなときに知り合ったのが、故郷・鹿児島の大先輩・稲盛和夫だった。京セラ創業者で、「第二電電」（現ＫＤＤＩ）をも興した稲盛を永田は尊敬し、助言をもらうなど親交を深めてきた。稲盛は２０２２年（令和４年）夏、90歳の人生の幕を閉じたが、「崖を登るときは、岩がいつ崩れるか分からない。一つひとつ確認しながら登らなければいけない」という稲盛の言葉を、今も永田は大事にしている。

故郷の先輩・稲盛和夫との出会い

父親から新日本科学の経営を受け継いだのは1997年(平成9年)秋。2004年(平成16年)春には東証マザーズに株式上場を果たす。4年後には東証1部へ上場した。

そうした積極果敢な永田に関するメディアの記事が世の中に流れる。そんなときに「米国のビジネスはどうなったのか?」「中国はどうなっている?」と稲盛和夫は聞いてきたという。

「永田君、海外事業は大丈夫か」と稲盛から言われて「はい、こういう形で進めています」と説明した。そんなやり取りをしている中、永田は稲盛の言葉を今でも鮮明に覚えている。

稲盛は経営を〝崖登り〟に喩《たと》えて次のように言った。

「永田君ね、崖を登るときには岩場だけれども、その岩はいつ崩れるか分からない。だから、ちゃんと一つずつ岩を確認してから登っていくことが大事だよ」

石橋を叩いて渡る――。この教訓にも似た稲盛の「崖登り」論。自分の進むべき目標は高い所に置きつつも、岩場の崩れはいつでも起こり得るので、そうした所への目配り・気配りが大事だということである。

仕事を一つひとつ確認していく――。「ええ、そういう教訓です。しかし僕はまだ若かった。そのときは岩場だから大丈夫でしょう、石橋だったら走って渡ればいいという甘い考えでした」

永田は非臨床試験受託事業を基軸に米国進出を手掛け、さらには臨床事業、新薬開発、陽子線がん治療という最先端分野へ進出する事業計画を練っていた。

「ところが、２０１０年（平成22年）に米国で日本叩きに遭うわけです。それまで仕事は絶好調だった。業績も順調に、すごく伸びてきていたが、突然パッと振り落とされてしまった。そのときに思い出したのが、稲盛会長の、『岩場でも一つひとつ確かめていけ』という言葉でした」

当時の世界は金融危機のリーマン・ショック（２００８年）が起きて米国をはじめ、経済の立て直しに躍起だった。

石橋を叩く〝余裕〟がなかった40代

２００９年（平成21年）、米国で初めての黒人大統領として登場したオバマ政権。民主党は2010年（平成22年）の中間選挙の下院で共和党に歴史的大敗を喫した。民主党は上院では過半数を死守したものの、与野党伯仲の状況。失業率も10％近くと高止まりし、オバマ政権に不満が強まっていた。

リーマン・ショック時は永田も50歳を迎えた年。新しい事業開拓に懸命になっていた永田の姿を横から見ていて稲盛は「崖を登るときは……」と助言したのである。

「そのとき、僕は陽子線治療センターの建設をやっていた。ボストンではハーバード大学教授とベンチャー企業を興してNASDAQ市場に上場。ボルチモアではメリーランド州立大学医学部の構内に治験専門病院を作った。サンフランシスコにも子会社をつくり、NASDAQに上場させた。そういうことが日本、米国、中国でいくつも同時に動いているわけですよ」

永田の40代は事業計画を練り、それを次々と実行していく〝攻めの連続〟であった。「石橋を叩いて渡るという余裕がなかったんです」と永田は40代後半から50歳を過ぎた頃を振り返る。そして、「今はもうメッチャャ石橋が壊れるくらいに叩きながら渡っていますよ」と永田は笑う。

永田は2023年（令和5年）8月11日で満65歳を迎えた。父・次雄の跡を受け継ぎ、新日本科学を医薬品のＣＲＯ（開発業務受託機関）でわが国を代表する会社に育てあげた。医療関連分野で「フロンティアを開拓する」との志で走り続ける経営者人生だ。

この間、人は何のために生きるのか、何のために働くのかをずっと考え続けてきた。著書も多い。『大切にしたい働くこころ――その尊きちから』（同文舘出版）、『〝幸福の国〟ブータンに学ぶ 幸せを育む生き方』（同文舘出版）、『心を洗う断捨離と空海』（かざひの文庫・共著）などがある。最近は生き方・働き方改革が求められており、『新・資本主義宣言、７つの未来設計図』（毎日新聞社・共著）という著書を出版している。

郷里の大先輩・稲盛は起業家精神（アントレプレナーシップ）の旺盛な経営人。また、稲盛自身、禅の臨済宗に帰依《きえ》し、60代半ばで得度《とくど》するなど〝出家〟という体験もしている。稲盛は２０２２年（令和４年）８月、天寿を全うしたが、「生きることは何か、働くことは何か」を一生考えた人生だった。

そして、後に続く人材を育てることに稲盛は注力。自らの財を財団法人「稲盛財団」に注ぎ込み、医学や理学、工学、さらには哲学、文学、社会学などで人類のために貢献した人物を表彰する「京都賞」を創設した。

稲盛の生き方・働き方の根底にあったのは、「自利利他」の精神。仏教の利他主義から来る考え方で、自らを活かし、他を活かす道の模索である。簡潔にいえば、「世のため、人のために」である。

その稲盛が、永田が最初に著した本『大切にしたい「働くこころ」』の帯に、「私の隣で育ちたる」という書き出しで始まる文章を寄せてくれた。永田が人の生き方につい
て、自らの仕事を通じて真剣に考え、葛藤《かっとう》しながら、その道を追い求めていることに稲盛も共感を覚えたのであろう。

「私の隣で……」という表現に、郷里を同じくする者同士の共感、励ましが感じ取れる文章だ。

稲盛の厚情に今も感動して……

「稲盛さんには尊敬の気持ちと共に本当に有り難く感謝しています」と永田は語る。

稲盛自身、経営に関する本から、文字どおり、『生き方』についての著書を数多く出している。その一冊一冊がベストセラーになり、多くの人たちに読まれている。その稲盛が、他の人が著わした本の帯文を書くということはなかった。

「ええ、稲盛さんの側近にうかがうと、帯文を書くことは、それまでなかったというん

です」と永田は語る。永田の著書は稲盛が記した帯文の第1号となる。聞けば、稲盛はもう1人の著書に帯文を寄せたという。その著者は、指宿ロイヤルホテルの元女将・有《あり》村佳子《むらよしこ》（1940年＝昭和15年生まれ）。薩摩半島南端にある指宿は全国有数の温泉街の一つ。天然砂むし温泉（砂蒸し）で知られる。高度成長時代は新婚旅行のメッカとして繁栄したが、時代の変化もあって、ひと頃の勢いはない。その中を、有村佳子は指宿全体の力をまとめ、砂浜の再生や近隣のホテル・旅館経営者と連携して観光再生に力を注いだ。

その有村は『覚悟の経営』（PHP研究所）を著わしている。その有村の生き方にも共鳴したのか、稲盛は帯文を寄せている。「稲盛さんが帯に自分の名前の使用を許したのは2人しかいないそうです。それを聞いたときは、とても嬉しかったですね」。

稲盛から、こうした厚情や励ましを受けたことに、永田は感謝し、自らの経営に生かさなければという思いを強める。

「自利利他」主義の稲盛和夫の生き方は……

「稲盛さんのような生き方は、なかなかできないですね。自分にもの凄く厳しい生き方

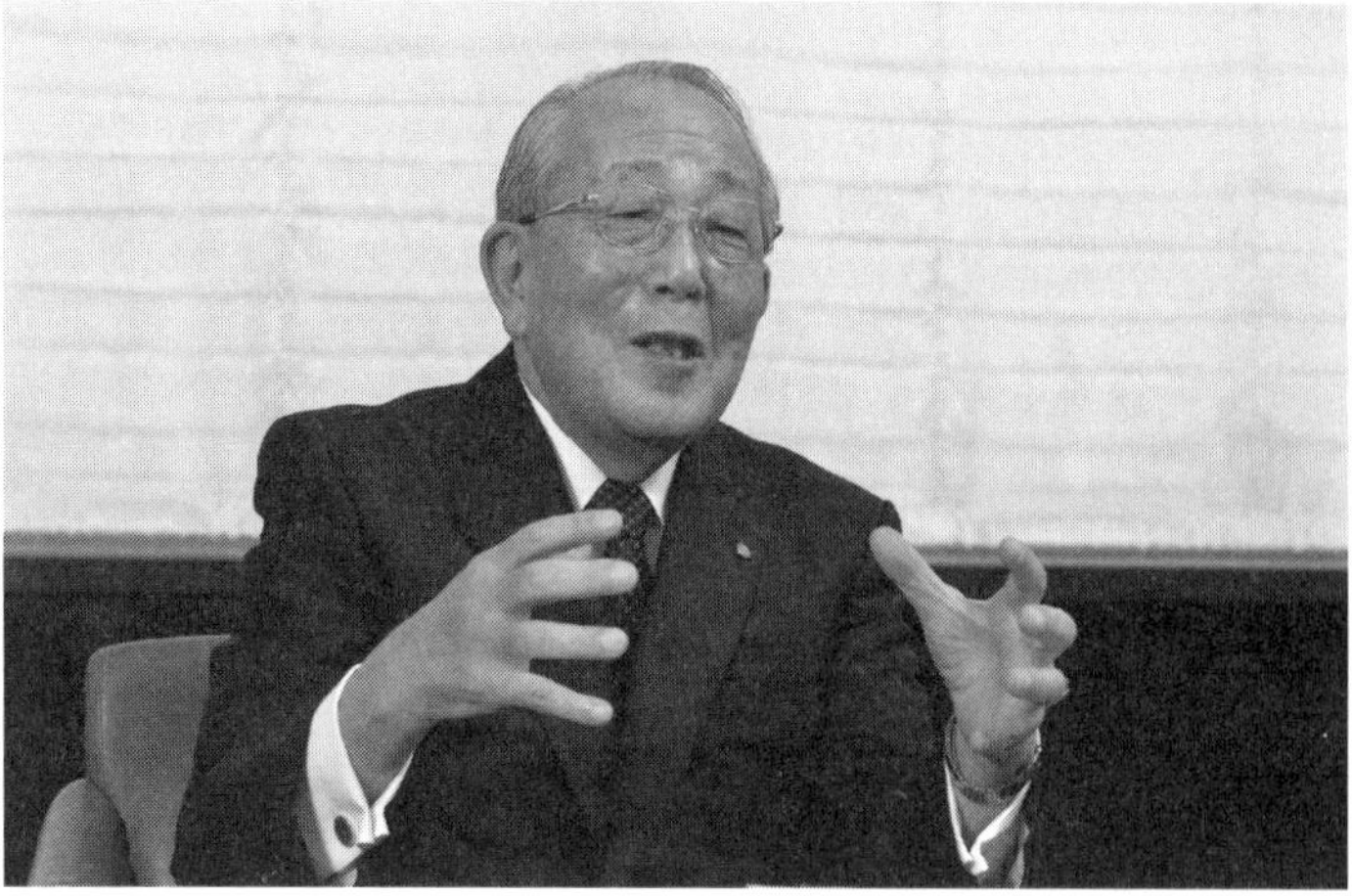

稲盛和夫・京セラ創業者

をする人でした」と永田は改めて稲盛の生き方を振り返り、こう述懐する。

利他主義――。社会のため、人のために生きる。１９３２年（昭和７年）に生を享けて、大学卒業後、京都のセラミックメーカー・松風工業に入社。同社は当時、業績不振で賃金の欠配・遅配もあった。そんな中で、稲盛は研究に打ち込んだ。そして、１９５９年（昭和34年）、27歳のときに起業し、「京都セラミック」を設立した。

セラミック研究に打ち込んだ成果は起業後、間もなく現れた。会社設立８年目の１９６６年（昭和41年）、稲盛は自ら渡米、当時、世界最強のコンピュータ企業、ＩＢＭからＩＣ用アルミナ・サブストレート基板を受注することに成功したのである。以後、京セラの快進撃が続く。京都を拠点に、世界を相手に事業を成長・発展させてきた稲盛の「自利利他主義」の実践である。

２０１０年（平成22年）２月、稲盛は請われて、日本航空の再建のため、同社会長に就任。全従業員の３分の１に当たる１万６０００人の人員縮小《リストラ》も実行するなど厳しい試練もあったが、着任の翌期には営業利益１８００億円をあげるなど経営を立て直した。

リーマン・ショック、東日本大震災（２０１１年）と苦難が続く中、この日本航空再建は人々に希望を与え、世の中に明るい希望を与えた。経営破綻した日航は再生を成し遂げ、２０１２年（平成24年）９月には再上場を果たした。稲盛が会長に就任、２年半余での株式再上場であった。

この間、稲盛は無報酬で通した。文字どおり、利他主義の実践である。永田が、「自分に厳しい生き方」と評するように、稲盛は最期までその生き方を貫き通した。

永田が巨額の資金をかけて指宿に２０１１年（平成23年）開設したメディポリス国際陽子線治療センター。最初から無報酬で通している。建設費用も永田が銀行から個人保証で借入れて作った。また、誰でも陽子線治療が保険診療で受けられるように活動する陽子線施設協議会も作った。営業黒字になるまで10年を要したが、これまでに

「6000人以上のがん患者さんを治療した」というように、永田は稲盛の利他主義を受け継ぎ、それを実践している。

2004年（平成16年）秋、永田が鹿児島市のサンロイヤルホテルで「メディポリス指宿構想」の記者発表を行った際、稲盛も同席した。

「稲盛さんにわざわざ記者会見の席に足を運んでもらいましてね。本当にありがたかった」と永田。「そのお礼にと、薩摩切り子でも」と思案していたら、稲盛周辺から「キビナゴの干したやつでいいよ」との返事。キビナゴで焼酎の杯をあげるときの稲盛の笑顔が浮かんでくるようである。

「自利利他」――。最先端の医薬品開発に身を置きながら、医療改革の道を走り続ける永田に、稲盛の生き方は今でも大きな影響を与えている。

第７章

「先を読め」――。
父・永田次雄が
日々の生活の中で教えた生き方

「先を読め」――。父親で新日本科学創業者・永田次雄からは幼少期からそう言われて育った。永田は、1991年（平成3年）1月に社長に就任。父・次雄が70歳で会長職を退任後、39歳で経営トップのCEO（最高経営責任者）に就任すると、父・次雄が築いた医薬品のCRO（開発業務受託機関）を基盤に、次々と新領域を開拓していく。父の代は〝非臨床試験〟を受託するだけの会社だったが、永田は〝臨床初期～後期試験〟の受託にまで領域を広げ、さらにその上流域となる創薬基盤技術を開発する〝トランスレーショナルリサーチ事業〟や再生医療などにも挑戦。また、米国にも進出し、研究施設や病院を作るなど、経営のグローバル化を推進。経営トップに就いて25年余、「自分の経営に、父の教えは大きな影響を与えました」と永田は語る。

「先を読め」と父親から叩き込まれて

父親の永田次雄は1927年（昭和2年）の生まれ。鹿児島県出身。進取の気性に富む人物で、1957年（昭和32年）に新日本科学の前身「南日本ドッグセンター」を創業。新薬開発を進める上で大事な非臨床試験事業を開拓した。永田は「小さい頃から父のスピリッツに触れて育ちました」と述懐する。

「先を読め」——。父・次雄は日常生活の中で、このことを永田に叩き込み続けた。「先を考えろ、とにかく先を読むんだと。それをもう小さい頃から徹底的に鍛えられましたね」

具体的には、どういう教え方であったのか？

「幼稚園に行く頃だったと思います。例えば、実家の柱には服のハンガーを掛けるクギが打ってありました。今では洒落《しゃれ》たハンガー掛けがありますが、昔はクギに引っ掛けていた。それがしばらく使っているとグラグラしてきます。そのクギをどうするか」

柱にクギを打ち、そこに衣類を吊るしたハンガーを掛けるわけだが、何カ月か経つと、ぐらついてくる。

「重い衣類もあってクギも弱くなり、打ち直さなければいけない。それで父が、良一、金ヅチを持って来いと」

それで金ヅチを持っていくと、父から怒られる。「古いクギを抜かんといかんだろうが」と。それでペンチを取りに行くと、また怒られる。「新しいクギも必要やろ」と。

1つの仕事をするときに、「次に何が必要か」と先を読むことを、次雄は日常生活の中で厳しく教えてくれた。そうした父親の教えもあって、先を読むことが自然と身についた。

鹿児島市内の実家近くには新川《しんかわ》という川が流れている。永田にとっては、この新川にも懐かしい思い出が残っている。当時の川幅は5《メートル》くらいで、永田の住む家はその川の下流域にあった。上流からはいろいろなものが流れてくる。日本は1960年代初めから高度成長を遂げていくが、永田が小学生になるのは1960年代半ば。遊び盛りの永田少年が学校帰りに新川を眺めていると、ボールが流れて来ることがよくあった。

「その頃、ボールが欲しかったんですよね。そうしたらボールが川上から流れて来るのです。おやじの先を読む特訓で、見た瞬間に川下に走るんです。僕が走る方が早いから、時間を稼げる」

走りながら、何を考え、次にどう動いたのか？

「こちらの岸にボールが流れて来るのか、それとも向こう岸に行くのか、川の流れの状況から予測する。大体、川をよく知るとその流れが分かるじゃないですか。向こうの岸の方に流れるとなったら、どこの橋を渡るか。そして、川辺に下りるとすれば、どの階段で下りるかと、地理・地形は知っているから、それを一瞬に考えるわけです」

川を流れるボールをたぐり寄せるには何か棒が必要となるが、どう調達したのか？

「当時の鹿児島には竹や木の棒が川岸によく落ちていたんですよ。それで走りながら棒を探す。だから、まず走って時間を稼ぐ。橋を渡って向こう岸に行く。そして、どこで下りるかを決める。その途中で棒を探すという作業です。そうやって川辺に降りて棒を持ち、ボールをゲットするという段取りです」

新川は途中で深いところもある。

「ええ、中に入ると危なかったですからね」と永田は言いながら、「そうやって、いくつものボールを手に入れましたよ」と笑いながら、小学生時代を振り返る。

戦争中、予科練を体験した父・次雄

「親父は、海軍の特攻隊精神を死ぬまで持った人でしたよ」

予科練《よかれん》とは、先の大戦中、海軍が優れた若者を対象に、戦闘機のパイロットを育て上げるためにつくった「海軍飛行予科練習生」のことを指す。14歳から17歳までの少年が試験で選抜された。1930年（昭和5年）に飛行予科練習生制度がスタートして、終戦（1945＝昭和20年）までの15年間に約24万人が入隊、うち約2万4000人が戦地に赴き、戦闘に参加した。

大戦末期には、自身が搭乗する飛行機で敵艦に突撃する特別攻撃隊として出撃した者も多く、約2万4000人のうちの8割、約1万9000人が戦死した。予科練の拠点として有名なのは「霞ヶ浦」（茨城県阿見町《あみまち》）にあった「霞ヶ浦海軍航空隊飛行予科練習部」。ちなみに、茨城県阿見町には、戦史の記録を風化させずに次の世代へ継承し、命の尊さや平和の大切さを考えてもらおうと、「予科練平和祈念館」が建てられている。

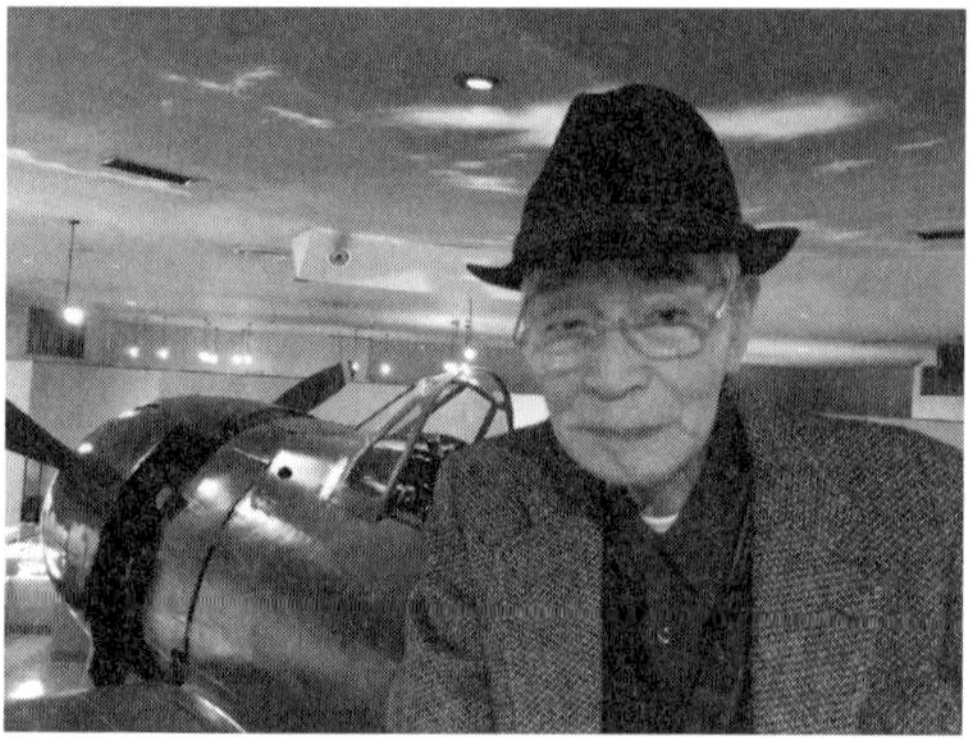

永田の父・永田次雄氏（鹿屋航空自衛隊基地にて、2014年1月撮影）

父・次雄は1943年（昭和18年）に〝予科練甲飛〟に入隊し、約1年後に予科練卒業して、下士官となり生と死の境を生き抜いてきた。

「父は奈良航空隊、そして滋賀航空隊、最後は静岡県牧之原《まきのはら》の大井航空隊にいました。大井航空隊のときには飛行兵曹《へいそう》だったそうですが、飛行中にエンジンが止まり、茶畑に墜落して命拾いしています」

次雄は旧姓を谷山と言い、鹿児島県曽於郡（現曽於《そお》市）恒吉村《つねよしむら》坂元に生まれ、旧制中学に進む際、伯父の縁で薩摩半島北部に位置する伊佐郡大口町（現伊佐市）にある県立大口中学（旧制）に進学した。大口は薩摩の米どころとしても知られ、作家・海音寺《かいおんじ》潮五郎《ちょうごろう》の出身地でもある。

次雄は旧制大口中学4年のときに予科練に入隊。予科練は海軍の将来を担うエリート養成を目的として創設されたもので、合格するには何十倍という厳しい門をくぐり抜けねばならなかった。当時、予科練生の間で歌われた『若鷲《わかわし》の歌』（予科練生の歌）。

『若い血潮の予科練の　七ツボタンは桜に錨《いかり》　今日も飛ぶ飛ぶ霞ヶ浦にゃ
でっかい希望の雲が湧く』

この楽曲と歌詞は当時、予科練関係者だけでなく、全国の若者の間で親しまれた。しかし、日本の敗戦の色が濃くなってくると、予科練卒も特攻隊の要員として戦場に駆り出されるようになった。まさに、覚悟が要求される日々。父・次雄も、そうした原体験を持つ人物であった。

頑固一徹で自分の意志を曲げない人

「父はものすごく頑固でした。自分の意志を絶対曲げない人。そして直感に優れた人でした」

父・次雄は2018年（平成30年）に91歳の人生の幕を閉じたが、父の人生を振り返って永田はこう語り、次のように付け加える。

「人に使われるのができない人でしたね」

人に指示を受けるのではなく、自分で仕事を見つけて、それを追求するという生き方。新日本科学の創業も、そういう次雄の「志操堅固《しそうけんご》」な生き方、独立心から生まれたものだと言えよう。

「それこそ海軍航空隊から帰ってくると、ほぼ、どこの高等学校（大学）でも入れたと言っていました」と永田。数十倍にものぼる受験者の中から選抜された能力を考えれば、どこでもスムーズに行けるという自信が予科練卒にはあったということ。

「それで七高に行くか、高等農林か、医専（医科学専門学校、戦後、各大学の医学部に昇格）に行くかと迷ったそうです」

七高は旧制第七高等学校のことで、1949年（昭和25年）の学制改革で国立鹿児島大学の教養課程として吸収された。また、鹿児島高等農林は鹿児島大学の農学部になった。次雄は高等農林で獣医師の資格を取得、新日本科学の前身「南日本ドッグセンター」を創業する。

高等農林を選んだ理由は何だったのか？

「祖父の谷山実《みのる》は日本初の私立獣医学校で、陸軍軍馬医学専門の日本獣医学校（現日本獣医生命科学大学）の2期生で明治時代の卒業でしたからね。鹿児島県曽於《そお》市は日本有数の和牛飼育エリアですが、祖父はその初期に貢献したようで、そのプライドもあったのでしょう。また、その頃は今と違い、医者になるのは比較的容易だったそうで、医専に行った人が医者になってエラそうな顔をしていると、父は愚痴を言っていましたよ（笑）。自分の方が頭はずっと良かったとね（笑）」

予科練卒業した者のプライドもあって、次雄の口から、そういう言葉が出てきたのであろう。戦後間もなく、混沌とした状況下で、必死に生き抜こうとしていた世相を表す話である。

新聞記者も体験して……

次雄は高等農林を卒業後、毎日新聞西部本社（北九州市）に入社し、新聞記者になる。正義感の強い人物でもあり、おかしいものはおかしいと言い、筋を押し通す性格。筆の力で世の中を正していくという思いが、次雄にはあったのかもしれない。

終戦時、戦後の混沌とした中、1950年（昭和25年）6月には朝鮮戦争が発生。日本はGHQ（連合国軍総司令部）の統治下にあったが、国内の平和と秩序を維持し、公共の福祉を保証するため、警察力を補うものとして「警察予備隊」が設置された（1950年＝昭和25年8月）。この警察予備隊は1952年（昭和27年）に「保安隊」となり、1954年（昭和29年）に「陸上自衛隊」へ変わった。国際情勢が激しく動き、日本も新しい秩序づくりを迫られていた。

次雄は飛行機事故の後遺症もあり、高等農林では学校に通うことができない時期があったが、優秀な成績で卒業。その後、県教育委員会の高等学校教員採用試験を受けている。約2000人が受験し、合格者は4人。そのうちの1人に次雄は入ったのだが、どうも学校の先生になろうという気が起きない。

教育委員会の担当者は、ぜひ来て欲しいと自宅に何度も訪ねて来たそうだが、次雄は「やはり教員は性格に合わない」と断ったという経緯がある。

自分の進むべき道を着実に、そして堂々と

「当時、昭和20年代に有名な建設会社の汚職事件があった。その頃は混乱期で、怖い時代ですよね。でも、命知らずの性格だから突拍子もないことをやったんじゃないですかね。そうしたら命を狙われたと」

正義感の強い次雄だから、周囲からそう注意されても、怯《ひる》むことはなかった。

「父は腕に自信があるし、航空隊でそういう訓練も受けていましたからね」

永田は小学生の頃、鹿児島市内の繁華街で、怖顔の大人たちが父の姿を認めて「永田先生」と声を掛けて頭を下げたのが不思議だったと述懐する。

予科練あがりで、一本筋を通すと評判の次雄の生き方に周囲が一定の敬意を表していたということであろう。そして次雄は当時、誰もやったことがなかった医薬品開発受託事業を切り拓いていく。環境が激しく揺れ動く時代を生き抜いた次雄に「先を読め」と幼少期に言われ続けたことは、永田の経営者人生に大きな影響を与えた。

第８章

「人と人のつながり」――。
郷土の偉人・稲盛和夫の
生き方に触れて……

「永田君、崖を登るときは、掴んだ岩がいつ崩れるか分からん。だから、ちゃんと１つずつ確認してから登っていくんだ」――。郷土の先輩・稲盛和夫（京セラ創業者）の言葉。日本を代表する医薬品のＣＲＯ（開発業務受託機関）の経営、経鼻《けいび》投与製剤の新薬開発、さらには米国市場にも進出し、米国子会社の２社を株式上場した永田。先人・稲盛和夫は２０２２年（令和４年）、鬼籍に入ったが、その言葉はしっかりと永田の胸に刻まれている。「今は何度も、何度も石橋を叩いております」と永田は語る。「自分にものすごく厳しい生き方をされる方でした」と稲盛の人となりを述懐しながら、自分の生き方・働き方を模索する永田である。

稲盛和夫の経営思想に触れて……

永田が最初の著作『働くこころ』を刊行したときの帯文に、稲盛和夫が「私の隣で育ちたる」と記したことはすでに書いた。

京セラの創業者で、日本の通信自由化の際には「第二電電」（現ＫＤＤＩ）を興し、アントレプレナーシップを発揮。日本の産業界全体に大きな刺激と影響を与えてきた稲盛。その稲盛には多くの著作があるが、他の人の著書に帯文を寄せることはほとんどなかった。

「僕は『働くこころ』と空海の本『断捨離《だんしゃり》と空海』の２冊の帯に稲盛さんの名前を入れてもらいました。最初にお願いしたときに、それまで本の帯に稲盛さんの名前を入れた人はいないことが分かったんですよ」

稲盛の人気は高く、いろいろな人が「帯文を書いてもらえませんか」と頼み込んだようだが、稲盛本人は断り続けていた。ところが、永田が『働くこころ』を刊行した時は、永田の依頼に快く応じてくれたという。

稲盛は先述のように２０２２年（令和４年）夏、90歳の生涯を閉じたが、本の帯文に自分の名前を入れることを許可したのは3冊だけ。

2冊は上述した永田の著作で、もう1冊は指宿ロイヤルホテル会長・有村佳子の著作である。有村は1940年（昭和15年）生まれ。埼玉県出身。鹿児島県指宿市でホテルを経営し、砂風呂で有名な指宿の観光振興に功績のある女性リーダーである。

同ホテルを経営していた有村芳郎と結婚。夫亡き後、同ホテルの運営に当たり、地元・指宿の観光振興に尽力。いぶすき町づくり協議会会長、内閣府地域活性化伝道師などを務める人物。その著作『覚悟の経営――逆境の中にこそ成功のヒントがある』に稲盛が帯文を寄せている。

「有村さんは傑出《けっしゅつ》した女性リーダー。また、弁の立つ人です。稲盛さんが帯に自分の名前を許可したのは2人しかいないのだと。それを聞いたときは、とても嬉しかった」と述懐する永田である。

逆境の中から生まれる起業家精神

稲盛自身、自らの起業家人生を逆境の中でスタートさせた。

1955年（昭和30年）、鹿児島大学工学部卒業後、ガイシメーカーの松風工業に入社。遅配・欠陥が続く不振経営の中で、セラミックの研究開発に没頭。１９５９年（昭和34年）独立し、京都セラミックを興した。

稲盛の研究開発に着目した京都の経営者が自分の家屋敷を担保に入れ、銀行から借金をして京都セラミックに出資してくれた。

「私心なかりしか」が稲盛の生き方の原点で、社会のために役に立つ仕事を見つけ出すという姿勢である。稲盛は起業家魂が旺盛で、次々と新領域の開拓を目指すのだが、挑戦するときは石橋を叩いて渡る面もあった。

「ギアを一つひとつ握っていけ、と稲盛会長には言われましたが、経営トップの仕事は、まさにその通りだと痛感しますね」

永田自身、実に起業家精神が旺盛な人。社長に就任して以来、積極的に事業拡大に乗り出してきた。永田はＣＲＯ（開発業務受託機関）を基軸に、海外に進出。米ボストンに新会社をつくり、ＮＡＳＤＡＱ《ナスダック》市場に株式を上場。ボルチモアには病院を新設、大学との合弁会社も2社設立した。西海岸のサンフランシスコにも子会社を作り、やはりＮＡＳＤＡＱに上場した。

さらに２００６年（平成18年）、メディポリス医学研究財団を設立し、メディポリス国際陽子線治療センターを建設（2011年＝平成23年）した。「僕の40代は、石橋を叩いて渡るというのではなく、叩く余裕がなかった」と永田。著書『働くこころ』を書いたのは永田が49歳のとき。走りに走っていたときに、稲盛が帯文に『私の隣で育ちたる』を書いたのである。

稲盛が帯文を書いてくれたことに永田も感謝の気持ちを表す。

禹長春《ウ・ジャンチュン》・博士にもつながる「人の縁」

稲盛との縁は同郷（鹿児島）ということもあるが、指宿《いぶすき》という土地も深く関わっている。人のつながりでは、稲盛の親戚が新日本科学に技術者として勤務しており、以前から永田は稲盛と面識があった。

余談だが、稲盛の朝子夫人の実父は「韓国近代農業の父」といわれる禹長春《ウ・ジャンチュン》・博士（1898年＝明治31年—1959年＝昭和34年）。朝子は禹博士の四女に当たる。禹博士は日本でも農学者、育種学者として有名な人物で、1898年（明治31年）に日本で生まれた。

広島県呉市で育ち、東京帝国大学（現東京大学）農科大学（農学部）を卒業。農務省に入省し、朝顔の研究に没頭した。

その後、坂田商会（現サカタのタネ）に入社。同社の事業拡大にも貢献した。禹博士の父・禹範善《ウ・ボムソン》は朝鮮国（当時）の軍人で、後に日本に亡命した。日本人女性の酒井ナカ（旧越前藩士族の娘）と結婚。

禹博士は坂田商会退社後、タキイ種苗の研究農場長に迎え入れられ、アブラナ科の育成、蔬菜《そさい》（青物野菜）の育種に尽力。終戦後、タキイ種苗も退社していた禹博士は、戦後の大混乱で食糧不足に陥っていた韓国政府に招かれ、韓国に渡ることになる。日本生まれで韓国語を話せなかった禹博士だが、「父の国のためになるのなら」と渡韓を決意したといわれる。

禹博士は当時の李承晩《リ・ショウバン》大統領の強い支援を受け、韓国農業科学研究所（釜山）所長に就任。その後、中央園芸技術院（国立試験場）院長に就任、キムチの材料となる白菜や大根の安定生産に貢献した。渡韓した年に、朝鮮戦争が起き、その後、母・ナカが逝去した際に日本へ帰国しようとしたが、李大統領は、これを許さなかったという。

禹博士が日本に帰ってしまうと、再び韓国に戻って来ないのではないかと危惧したためだという話が伝わる。禹博士の人生については、テレビや小説（角田房子著『わが祖国』）などでも取り上げられている。

禹博士が亡くなった1959年（昭和34年）に、稲盛は京都セラミックを興している。禹博士の研究開発に一途な生き方は、稲盛にとっても大いに啓発される要素があったのではないだろうか。人の縁の妙について考えさせられる話である。

がん患者に最先端治療を！

少し話がそれたが、既述したように、永田は鹿児島県指宿《いぶすき》市にメディポリス国際陽子線治療センターを開設した。がん患者に対し、患部を手術で切らずに、粒子線（陽子）を照射して治療するという、最先端医療を駆使した新治療施設である。2011年（平成23年）1月に治療を開始して以来、6000人以上の患者が国内外からメディポリス指宿を訪れている。

このメディポリスの建設には巨額の費用がかかっている。先端医療を行う病院経営は事業として見れば、リスクを伴うものであり、誰もがそう簡単に手を出せる事業ではなかった。

しかし永田は本人が信条とする『大欲に生きる』教えのように、人々のため、社会のためになる仕事をするためにも開設を決意。厚生労働省所轄の保養施設「グリーンピア指宿」（当時）を購入し、その再生に着手する。永田は46歳であった。

稲盛は、そうした永田の経営者人生を直に見ていて、永田の著作『働くこころ』の帯文に『私の隣で育ちたる』と寄せたのであろう。そして、永田と会うたびに、「石橋を叩いて渡るように」と説いたのではないか。

稲盛の意向も確かめて

実はメディポリス指宿の開設には、稲盛自身も関心を寄せていたという話も伝わる。年金保養施設「グリーンピア指宿」の閉鎖は温泉で有名な観光地・指宿にとって痛手になる。

そこで地元の関係者は郷土出身の稲盛に面談を求め、「誰か、跡地の経営を引き受ける人はいませんか」と相談。稲盛自身は明確に「自分が後を引き受ける」とは意思表示しなかったが、「市長から相談を受けている」と周囲に漏らしていた。

その頃、永田も市長らからグリーンピア指宿の再生を懇願されており、それを手掛けるかどうか迷っていた。そこで郷土の大先輩・稲盛が指宿で事業を始めるのかどうかを確認したいと永田は考え、稲盛に会うことにした。そのとき、稲盛―永田会談をセットしたのが、新日本科学社員であり、稲盛の親戚であった。

稲盛はすぐに永田と会うための時間を取ってくれた。永田はグリーンピア指宿跡地を買収し、ヘルスケアを枠組みとして再生することを考えていると話した。稲盛はその話を聞いて即座に賛同し、「応援させてもらうよ」と永田に告げた。

稲盛の一言で記者会見の空気は一変

グリーンピア指宿の買収を決め、メディポリス構想の実現に向かうことにした永田。まずは、買収決定を明らかにするための記者会見を開くことにした。2004年(平成16年)7月のことだ。

日本経済は1990年代初めのバブル崩壊後、金融危機が続き、2000年代初めにかけて金融機関の再編成が続いた。国の財政も窮迫し、省庁再編が行われ、〝1府22省庁〟が〝1府12省庁〟となった。国も企業も無駄をなくし、新たな時代を創ろうというとき。まさに時代の転換期であった。

グリーンピア指宿は年金保険料約230億円が注ぎ込まれた施設であったが、ズサン

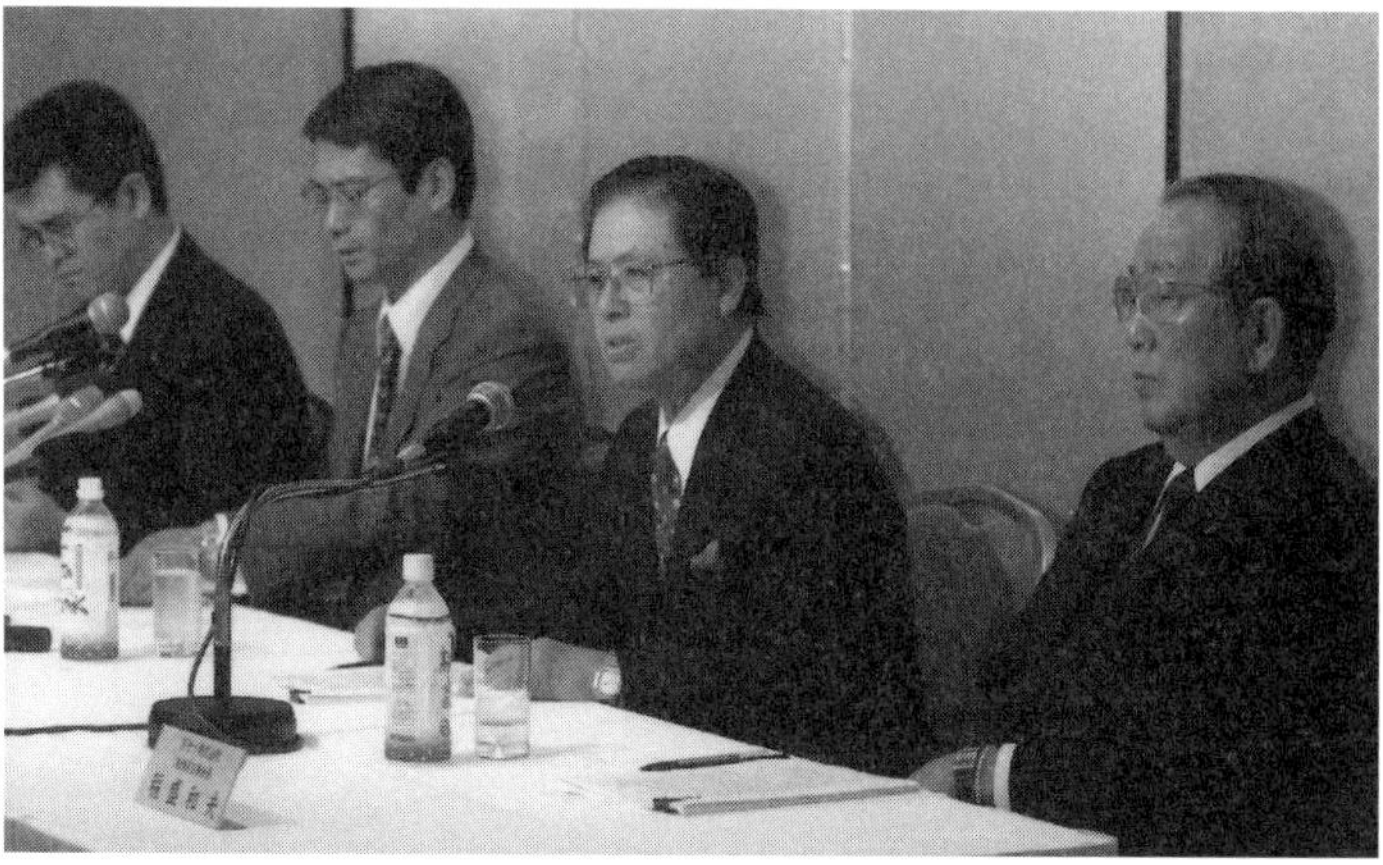

グリーンピア指宿の落札について記者会見を開いた永田（左から２人目）。
そこに稲盛氏（右）も出席した（南日本新聞 2022年9月14日）

な運営で赤字経営に追い込まれていた。永田が落札した額は約6億円。注ぎ込まれた約230億円という額に対して、「安すぎるのでは」との質問がメディアから出た。国や官僚のズサンな運営に対する怒りが、今度は落札額に向けられたのである。

このとき永田の記者会見に同席していた稲盛は敢然と「国の無駄な投資の結果だ」と国や官僚を痛烈に批判。問題の本質を衝く稲盛のコメントに会見場の空気は一変した。様々な立場から遠慮ない質問が飛び出てくる記者会見場。まだ場慣れしていなかった永田は、この稲盛の一言に「助けられました」と感謝する。

いろいろな思い出が詰まっている「メディポリス国際陽子線治療センター」である。

第9章

地熱発電、陽子線治療、そして幼児教育も『大欲』から生まれて

新薬の開発に不可欠な非臨床試験受託最大手の新日本科学は、製薬メーカーに代わって新薬開発の支援を行う黒子の存在だが、がんの陽子線治療支援や創薬までも手掛ける。そんな永田は「地球上に住む人々のために生きて働く」という経営思想を貫く。1957年(昭和32年)の創業から「メディポリス国際陽子線治療センター」の開設をはじめ、海外での事業展開、「ヴェリタスこども園」の開設、さらにはウエルネス事業、地熱発電、シラスウナギの人工養殖なども手掛けている。そんな永田は『大欲に生きる』という弘法大師(空海)の教えを大切にしている。新日本科学、そして永田が見据える新たな時代の企業像とは?

『大欲』の意味を確認すると

『大欲』に生きる――。永田の信条であり、永田の生きざまを示す言葉。改めて、『大欲』の意味を確認しておこう。一般に〝欲〟という言葉を聞くと、〝欲深い〟とか、〝欲に惑わされる〟と否定的に使われることが多い。

『大欲』は仏典の「般若理趣経《はんにゃりしゅきょう》」に出てくる言葉で、「大きな志」、つまり「大志」を意味する。真言宗の開祖、空海もこの『大欲』を密教の中心に置いた。

永田は大学・大学院で医学を学び、医師免許を有する医学博士でもある。しかし、臨床医としては進まず、父・次雄が創業した新日本科学に入社。その後、高野山大学大学院で学び、密教学修士を取得。人間社会、あるいは地球全体のこと全てに関心を持ち、学び続ける人。〝学びの人〟でもある。

新日本科学はわが国初の医薬品のＣＲＯ（開発業務受託機関）である。ＣＲＯは、製薬企業と委受託契約を締結して新薬の安全性と有効性を調べる。動物や細胞で実験する非臨床試験とヒトで行う臨床試験（治験）がある。

父・次雄の時代は非臨床試験の受託がメインだったが、永田は32歳で社長を引き受けてから次々と新しい領域を開拓していった。

２０１１年（平成23年）、鹿児島県指宿市に開設した九州初の陽子線がん治療施設もその一つ。メディポリス国際陽子線治療センターの建設に要した費用は１０８億円。そのほとんどを銀行から個人保証で借り入れた。同治療センターの経営が軌道に乗るまでには10年の歳月がかかった。つまり、それまでは赤字続きであり、その黒字化もコロナ禍の中で果たしたことは注目される。

「患者さんの願い、希望に寄り添うには、自分はどうすればいいのか」を問い続ける永田の生き方。これも、『大欲に生きる』実践である。永田は次のように語る。

「患者さんの願いに寄り添いたいと思ったからです。もちろん、全てのがん患者さんの願いを叶えられるとは言いません。あくまでもサポートですね。そこが僕にとっては密教で言う行場になる。そこで修行するわけです」

大欲を持つということは、相手の立場（二人称）に立って物事を考えていくということ。


地熱発電など『大欲』の思想で広がる事業領域

永田は多方面な顔を持つ。事業も国内外に広がる。米国に早くから事業進出していることも既に記した。西海岸（シアトル）、東海岸（ボストン・ボルチモア）などに新薬の研究開発拠点を建設した。

また、別に興した２つのベンチャー会社はＮＡＳＤＡＱ《ナスダック》（新興企業の株式を扱う市場）に上場を果たし、併せて１０００億円規模の研究資金を得た。この米国進出も「地球上に住む人々のために生きて働く」ことであり、『大欲』を持つことの実践でもある。

新日本科学の本社は鹿児島市宮之浦《みやのうら》にあるが、永田はふだん東京本社（東京都中央区明石町、聖路加《せいろか》タワー）に身を置き、海外を含むグループ会社や各事業担当者との対話をＷＥＢ会議も含めて行っている。永田は直接面談を重視しており、海外出張も多く、平均年間４００時間を飛行機の中で過ごす。

つまりは、国境を越えて事業を展開し、「地球のためになる仕事を」という発想も飛行機の中で生まれることが多い。海外での仕事は先進国だけではない。永田はブータン王国の名誉総領事も務めており、仏教国ブータンとの親交を深めている。『幸せを育む生き方――幸福の国ブータンに学ぶ』という著書もあるほどだ。

また、陽子線治療には加速器が必要で、それを稼働するには大量の電力が必要となる。そこで、永田が考えついたのが地熱発電だ。桜島や薩摩硫黄島という活火山の中間

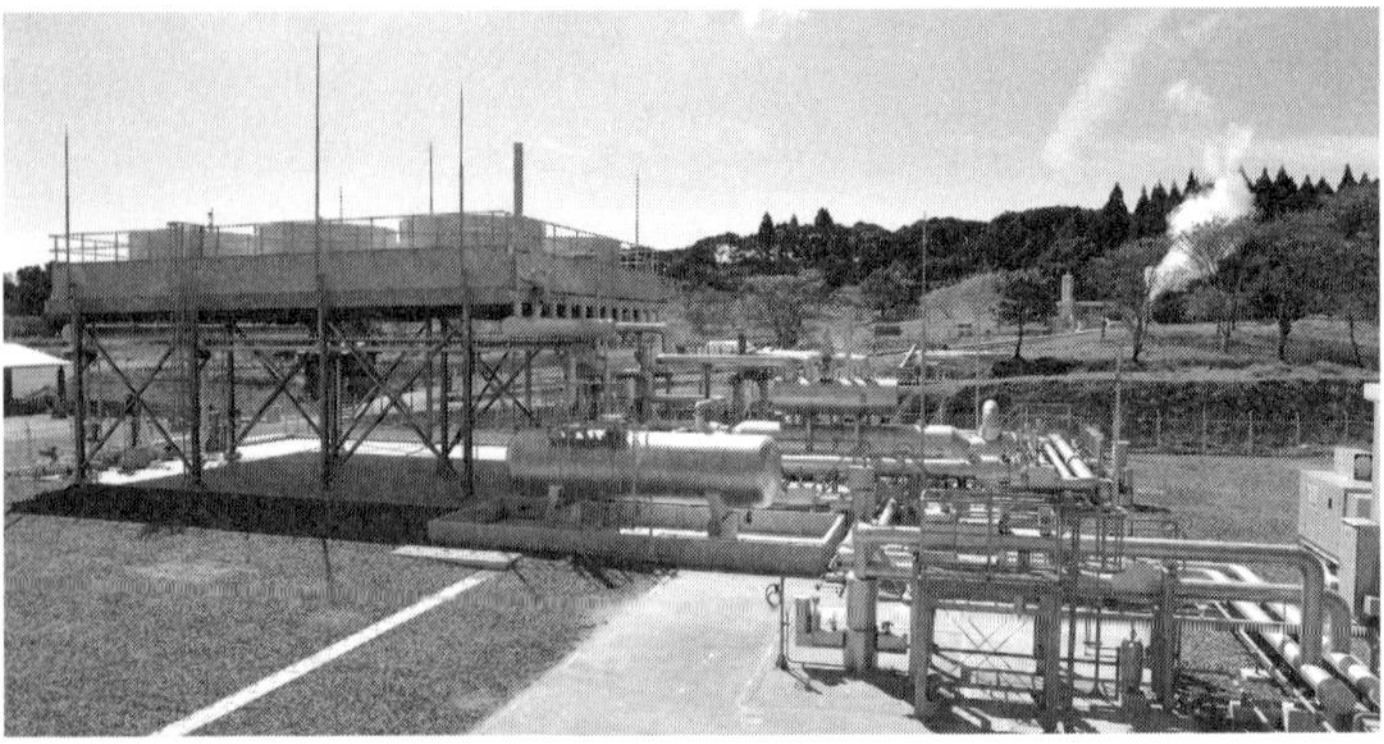

鹿児島県指宿市で地熱発電事業にも取り組んでいる

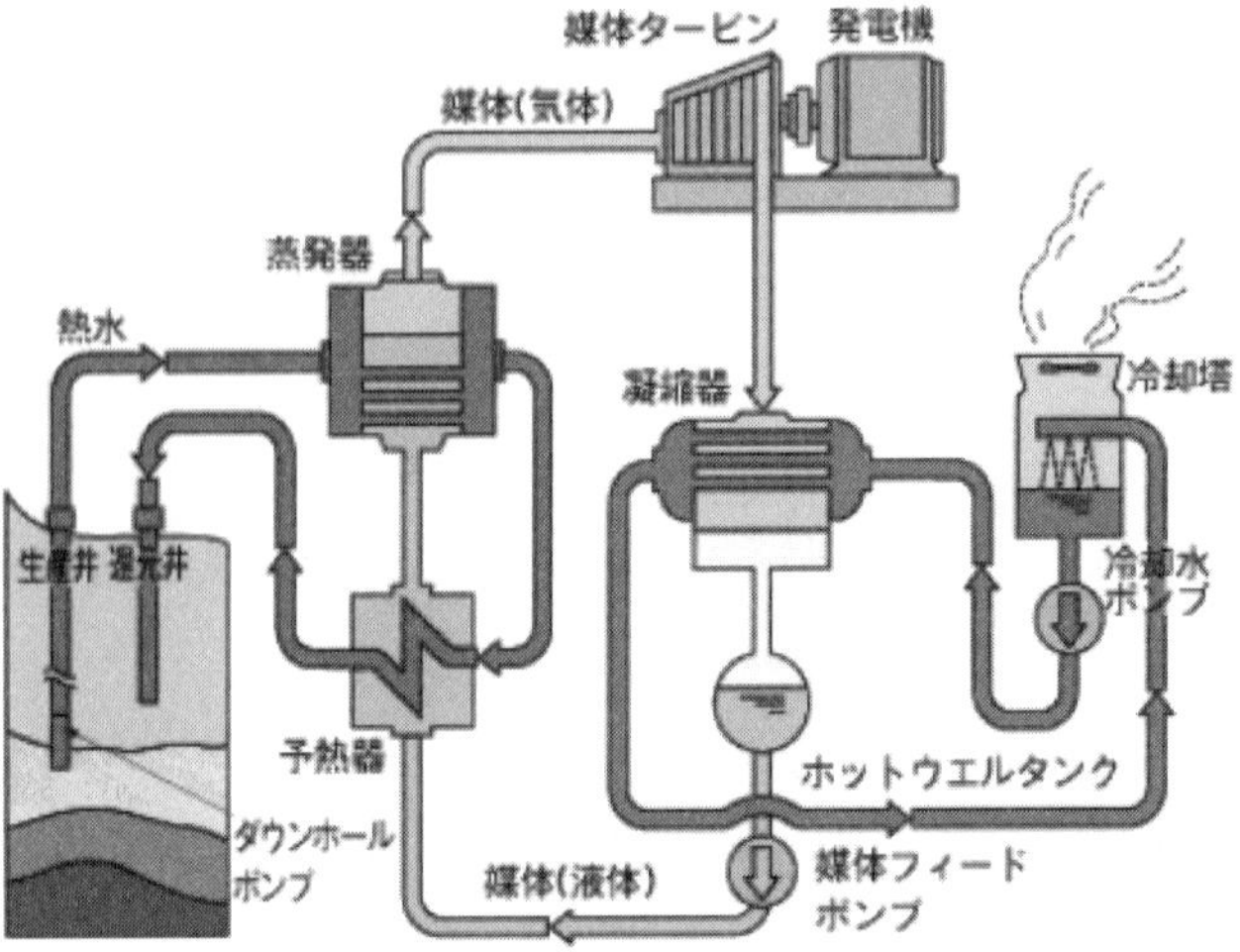

バイナリーサイクル発電のイメージ図（出典：NEDO資料）

地点に指宿《いぶすき》は存在し、すぐ近くの開聞岳も過去に噴火した歴史がある。実際に九州電力は指宿で地熱発電を行っている。そこからヒントを得て、日本では電力会社以外で初めての民間地熱発電事業に挑戦し、成功した。

「日本には地熱発電で必要なすべての電力を賄えるくらいの地熱エネルギーがあります。原子力発電所は不要なくらいのエネルギー量です」と永田は説明する。さらに永田は次のように語る。

「いま、新しいタイプの地熱発電を大企業と一緒に挑戦しています。これまでは１５００㍍《メートル》の井戸を６億円かけて掘削しても蒸気が出ないと、その井戸は廃棄していました。今回は井戸が２重管になっていて内筒と外筒があります。外筒に地上から水を流して内筒から蒸気を取る仕組みです。そして、その蒸気は発電に使用したら地下に熱水として戻します。これを繰り返すのです」と熱弁を奮う永田。

日本は必要なエネルギーを海外からの輸入に頼っている。もし、この新しいタイプの地熱発電が成功したら、日本はまったく次元の違う国になれるかもしれない。

さらに将来を担う子どもたちの教育にも、永田は関心を強める。英語教育に力を入れ、将来、グローバル世界で活躍する基礎力を育てる「ヴェリタスこども園」を鹿児島市に開設。「ヴェリタス（VERITAS）」はラテン語で〝真理〟を意味する。

この「ヴェリタスこども園」はマルチカルチャー教育で知られる。多文化を受け入れ、日本の文化のみならず、外国の文化も学び、外国人教師との触れ合いの中で英語を学び、国際交流も行うというユニークな教育。こうした幅広い活動も『大欲に生きる』という考えから生まれたものだ。

シラスウナギの人工種苗に成功

もう一つ永田が手掛ける事業でユニークなのが、ウナギの受精卵から人工的にシラスウナギを生産する事業だ。これまでは、ウナギは稚魚のシラスウナギを海洋から河川に遡上するところで捕獲し、養鰻《ようまん》するのが一般的だった。

ところが、シラスウナギが激減し、ウナギの価格が急騰。ウナギもそう簡単には食べられないという昨今の事情だ。ウナギの生態はまだ完全に解明されておらず、謎の部分も少なくない。

「受精卵からレプトセファルス（幼生：ようせい）を経てシラスウナギに育てるのは、かなりハードルが高く、長い間できなかった。しかし、シラスウナギからは10カ月から

1年くらいすると、ヒトが食べられる大きさの親ウナギにほとんどがなる。だからシラスウナギをつくることが最終目標なんですよ。河口で獲ったシラスウナギを養鰻業者が池に入れると、ほぼすべてウナギに育つのです」

サラリーマン社会では「昼食に、とてもウナ丼は食べられない」という声が上がる。「ええ、今日のランチはウナ丼か、ラーメンか、と言うぐらい一般のサラリーマンがウナギを食べられるようにしたい」と永田。それは、いつ頃実現できるのか？　という問いに、永田は「もう間もなくできます」と答える。

実は永田はウナギの受精卵から幼生を経てシラスウナギまで人工的に育てる研究開発を鹿児島県の沖永良部《おきのえらぶ》島で取り組んでいる。すでに10年の歳月と10億円の研究費を注ぎ込んできた。

1匹のウナギから取れる卵は20万個から30万個。受精卵から幼生には比較的簡単にできるが、それからシラスウナギになる〝生存率〟は惨憺《さんたん》たるもので、5％を得るのも大変だった。採算性がとれる生産可能ラインは最低でも10％以上である。受精卵が孵化《ふか》して幼生になり、その幼生が半年ほど経つと大型のレプトセファルスを経てシラスウナギに成長する。

「当初、ほとんどの幼生はすぐに死んだ。しかし、今は小規模であれば、シラスウナギに変態可能な大型の幼生まで成長する生存率を50％ほどに上げることに成功した。だから、もう大量生産できる体制が見えて来ています」

このこと自体、非常に画期的な出来事である。

水産会社などと提携を

ただ課題もある。「100万匹、1000万匹レベルのシラスウナギを育てるには、大型水槽が多数必要となり、それなりの設備投資が必要です」

永田式生育法でシラスウナギを大量生産するには、たくさんの水槽が不可欠で、それには設備投資と人員がかかる。「餅は餅屋。専門の水産関係者に大量生産を手伝って欲しいと思っています」と永田。

新しい事業の開拓といっても、医薬品開発の関連業務を主にする新日本科学がウナギ養殖関連を本格的にやることについて、「少し筋道が違うのではないか」という見方も出てくる。

ウナギの幼生からシラスウナギ、そして親ウナギに育つまでの過程を研究することは

「生命」に関することであり、また「医」と「食」の関連からも意義のあることだと思う。

しかし、ウナギ養殖の関連での事業となると、自分たちの本業との関係で、例えば株主の間でも異議を唱える向きも出てくるかもしれない。永田は水産会社や大手食品会社などとの共同事業を考えている。

「日本国内だけでなく、ウナギを食する中国、台湾、韓国といった近隣諸国、さらにはスペインや米国などにウナギを提供していきたい」と永田が続ける。

「そうなると、沖永良部島がシラスウナギの大生産場になる。島の人たちも裕福になります」

沖永良部島は江戸時代の末期、幕府を倒して新しい世を作るという意志を固めつつあった西郷隆盛が〝国父〟の島津久光公とソリが合わず、しばらく流されていたときの島。明治維新にも関わりのあった島が今、シラスウナギを生産する場所としてクローズアップされている。

ウナギの身になって考える

「幼生《ようせい》を育てるには餌や飼育環境が大事。その餌をどうするかがものすごく難しいし、飼育の方法も難しいんです」と永田。餌はプランクトンになるのか？と聞くと、言下《げんか》に「それは言えません。トップシークレットです（笑）」と永田は口を閉ざす。

「ウナギは面白いですよ。ウナギの身になって考える。高野山の密教は二人称、三人称の視点で考える。僕はウナギの視点で考える。ウナギはどうやったら幸せになるんだろうかと」

ウナギに関する研究も『大欲に生きる』一環だということである。

「例えば、ウナギは大潮の闇夜の日に産卵する。なぜ、そうなのかは誰も知らない。僕は釣りをするから潮に詳しい。大潮の闇夜は受精卵にとっては最高の条件なんですよ」

永田は続ける。

「大潮の闇夜は1キロの重りが海底に沈まないぐらい潮が早く流れます。その勢いは大雨のときの河川の流れぐらい強い。だから受精卵もパッと散る。それも真っ暗だから外敵にも見えない。食べられないことを知っていて、ウナギは闇夜の大潮の日に産卵するんだろうと思います」

そうやって誕生した幼生はしばらくすると餌を食わなくなる。

「その頃は小潮なんです。潮が流れないんですよ。そういうときに動いたら小魚に分

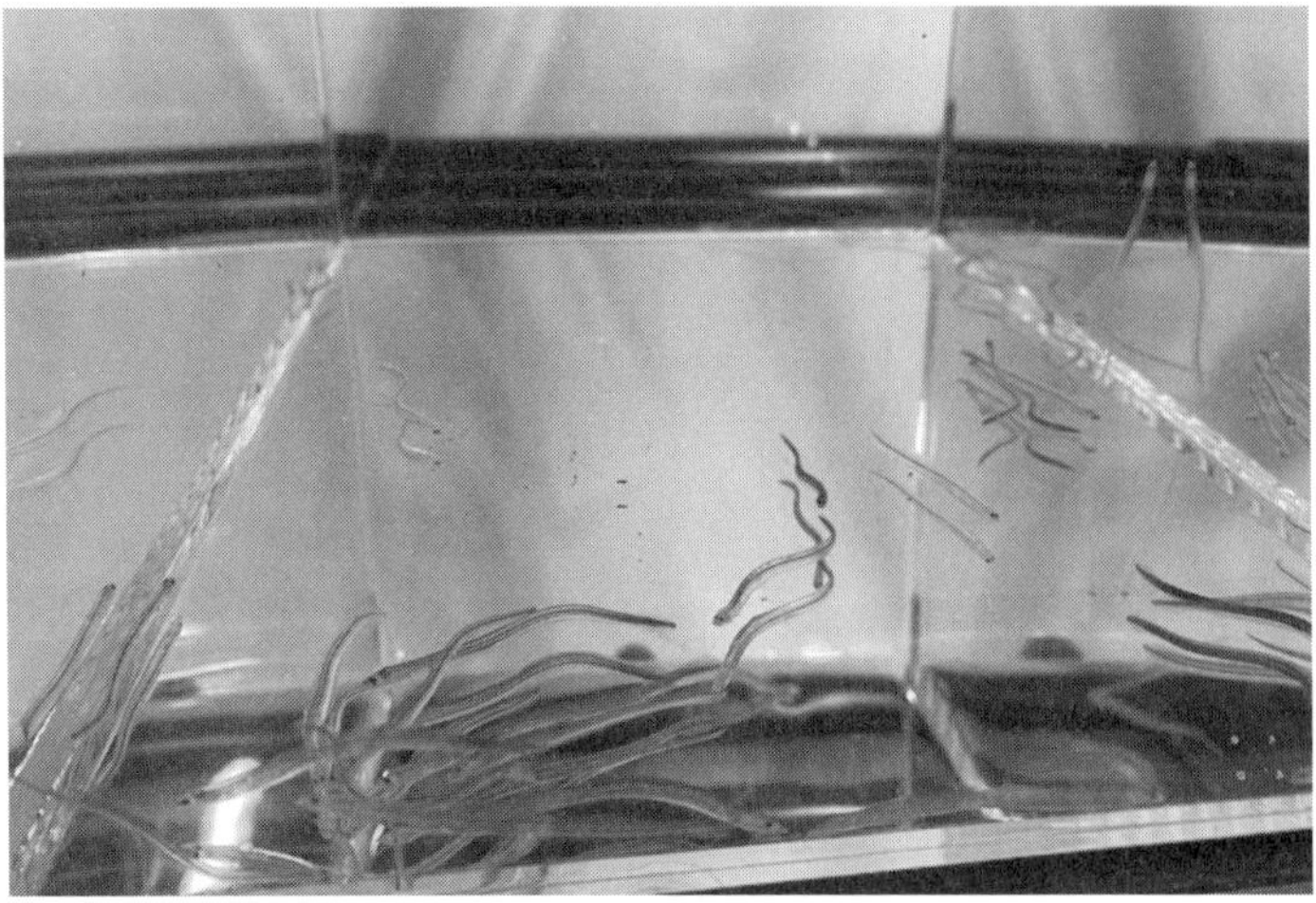

新日本科学が人工生産に成功した「シラスウナギ」

かって食べられてしまいますからね。だからジッとしている。餌も食わないでね」

外敵に捕食されないために、こういう行動を取ると永田は「ウナギの身になって」考えている。

「僕は10年前、鹿児島の川内川《せんだい》で獲れたウナギの子どもを社長室でずっと飼っていました。『キンタロウ』という名前で。ウナギは人に慣れるのですよ。ペットにもなります」

普段、水槽の筒の中に棲んでいるキンタロウだが、永田がガラスを叩くと水槽から出てきて直角に立つという。

「水面まで来て餌をポンとやると、パクっと食べる。それが目茶苦茶可愛い」

永田の関心、知的探求心は全てのモノに向けられている。

「心理学のＦＦＳ理論で有名な小林惠智《けいち》博士によると、僕は拡散性が高いけれども、凝縮性や弁別性も等しく、またマネジメントができるような受容性や保全性もすべて等しくあるというバランスの取れた非常に稀な人間のようです」と永田は自分の精神分析について語る。

『大欲に生きる』実践は今日も続く。

第10章

クラーク博士の「少年よ、大志を抱け」を胸に秘めて

「少年よ、大志を抱け」(Boys, be ambitious)——。明治の初期、米国人クラーク博士が札幌農学校(現北海道大学)の教職を辞す際に、教え子たちに贈った言葉。『大欲に生きる』を信条にする永田は「欲は夢であり、願いなんです。大欲というのは大志と考えていただいてもいいです」と語る。

永田は1958年(昭和33年)8月の生まれ。日本は戦後13年が経ち、復興期を経て、経済成長を目指そうとしているとき。「小学校の頃から米国にとても興味を持っていました。中学1年生のときに米国留学を模索しましたが、ハードルが高過ぎました」と少年時代を振り返る。その10年後、25歳で初渡米した際に「米国に研究所をつくりたい」と夢を持ち、40歳で米国に研究所を建設した。以来25年余。本社は2004年(平成16年)に東証に上場、米国でも子会社の2社を上場させ、グローバル化を果たしてきた。

少年時の大志とは——。

世界で最強・最大の国・米国に憧れて、小学生時分から英語を学ぶ

永田が小学校に入学するのは1965年（昭和40年）、第1回東京五輪が開催され、東京―新大阪間を超特急で走る東海道新幹線が登場した翌年の春であった。

敗戦から20年、経済復興を果たし、高度成長路線をひた走りする日本であったが、世界一の経済大国・米国との間ではまだまだ差があった。

「当時は沖縄が米国の統治下にあった頃で、僕なりに米国の国力を感じる経験があるんです」と永田が語る。

沖縄の施政権が米国から返還されたのは1972年（昭和47年）のこと。それまで沖縄で使われる通貨はドルであった。

「それで、父の友だちが沖縄に行って、沖縄の米軍からめちゃくちゃ甘いチョコレートとかお菓子類を貰ってきたんです。それをうちの親父がもらって僕にくれたんです。いや、米国にはこんなお菓子があるんだというのが、そのときの感想です。当時の日本にはあまりお菓子はなかったです」

テレビでは戦闘ドラマの『コンバット』や医師を主人公にした『ベン・ケーシー』、

家族愛を描く『名犬ラッシー』などの番組が人気を呼んでいた。米国の映画・映像文化は共産圏を除く自由世界、西側諸国にどんどん入り込んでいく時期である。

「舶来品と言っていたと思いますが、これらの高価な品物には手が届かなかった。米国というのは、すごい国なんだなと。それに比べて、日本は無資源国だし、まだまだという感じだった。それで米国に対して憧れがありましたね。中学校に入ったら米国に留学したくなったんですよ」

1971年(昭和46年)、永田が中学1年のときに、郷里の鹿児島市に県内で最初の英会話スクールができ、永田は早速、そこへ通うことにした。

民放の南日本放送（MBC）系列の英会話スクールで、永田は父親に頼んで英会話の勉強を始めた。鹿児島市西部の唐湊《とそ》地区にある自宅からMBCのある同市中心部の高麗《こうらい》町《ちょう》までは自転車で二十分余りの距離。

そうやって通った英会話スクールの受講生のうち、中学生は永田1人。あとはほとんどが社会人であった。

永田自身は小学6年生のときに、「近くのお兄ちゃんに英語を教えてもらっていたし、中学に入って、英語にとても目覚めたという感じでした」と語る。

中学時代には高校進学予備校が主催する英語試験では、いつもトップクラスの点数を取るなど、英語には自信があった。世界レベルで仕事をしたい——という志が少年のときからあったということであろう。世界に飛び出していくときの玄関口が永田にとっては米国であったということ。

永田は１９７７年（昭和52年）に聖マリアンナ医科大学に進学。6年間の医学部生活を送り、１９８３年（昭和58年）に同医大を卒業（医師免許取得）。この間、１９８１年（昭和56年）9月、23歳のときに父・次雄が経営する新日本科学の非常勤取締役に就任。

永田は医大を卒業した後、新日本科学の仕事で多忙を極めるが、１９８４年（昭和59年）から4年間、鹿児島大学大学院医学研究科で社会人学生として仕事をしながら学び、１９９１年（平成3年）には医学博士が授与された。また、高野山大学大学院では密教学を学び、密教学修士の学位も授かっている。

自らのアメリカン・ドリームを実現

実に向学心旺盛。人間そのものの本質を極めたいとして、永田は諸領域に関心、興味を示す。そのことは国際的に通用する人材育成への情熱にもつながり、小学入学前の乳幼児に異文化や英語を教える「ヴェリタス学園」を鹿児島市内で開設したことでもうかがえる。

永田自身、米国の大学院に留学したい気持ちもあったが、父親の経営する新日本科学の仕事が「非常に忙しくて、とても留学する余裕はなかった」と話す。

それでも国内なら仕事をしながら勉強もできるとして、鹿児島大学の大学院に通い、医学博士を取得したという道のり。

とにかく、グローバルに動きたい、仕事をしたいという気持ちは強く、事実、40歳で米国西海岸のシアトル郊外（ワシントン州）に研究所を作る決断を下した。さらに、東海岸のボルチモア（メリーランド州）には病院を開設するといった具合に、医療領域で米国進出を果たす。

前述のように、永田は米国において複数の企業経営に関与してきた。40歳で米国に進出して25年余、次々と事業を展開したアメリカン・ドリーム。少年期に英語・英会話に関心を持ち、広大な国・米国で納得のいく仕事をしてみたいという永田なりの夢を追い、それを実行してきたという軌跡でもある。

永田には息子と娘が1人ずついる。2人とも「中学生のときに米国に単身留学しました。当然、本人の意思を聞きましたが、まあ、行かせたと言った方が正確ですかね（笑）」と話すが、これも、自分自身の夢を子どもたちにも持ってもらいたいという親心であろう。

『大欲に生きる』ことの意味

『大欲に生きる』――。これが永田の信条であり、生き方である。この〝大欲〟について、今一度再考してみよう。

「〝欲〟というのは、〝夢〟です。そして、〝願い〟や〝目的〟なんですよ。『少年よ、大志を抱け』という言葉がありますね。〝大欲〟というのは、〝大志〟と考えていただいていいんですよ」と言うと、みなさんもすぐ分かってもらえます。いずれも社会に貢献することです」

永田はこう説明しながらも、「ただ、大志と大欲は少し意味合いが違いますけどね」と語る。では、大志を英語で表現すると、どんな言葉なのか？

「アンビションですね」

大欲はどうか？　という質問に、永田は「欲はディザイアだから、大欲はスプリームディザイアですかね。ビッグディザイアではなくてね」と答える。

アンビションやディザイアという英語で大志や大欲を説明して、欧米では正確に真意を理解してもらえるのだろうか。

「それは分からないと思いますね。分からないのだけど、だからこそスプリームディザイアなんですけどね。ドリームだと、アメリカン・ドリームになるので、単なる〝希望〟ですよね。だから、ウィッシュやホープでは弱いし、実際に行動に移すと、パーパスになるわけですね。」

パーパス——。最近、混沌とした状況で、社会の分断・分裂も進み、特に企業社会ではこのパーパス経営という言葉が使われ始めた。どんな混沌とした環境下でも、自分たちの基本軸をしっかりと築き、自らの使命や存在意義を明確にしていこうという今の時代思潮である。

永田は医学を学び、さらに真言宗本山・高野山（大学）で密教学を修めてきた。これも「人の本質を究めたい」という思いで辿ってきた学びである。新日本科学の社長に就任して以来、30年余、経営の目的（パーパス）について語り続けてきた。

少年期、英語を学びたいという〝欲（志）〟が出発点となり、それが今の新日本科学のグローバル経営につながっているということである。

25歳で初めて米国を訪問、自分の五感で捉えた米国とは――。

米国にすごい憧れを持っていたものの、米国に留学するということは叶わなかった。ただ、医学部5年時に東南アジア数カ国を健診で訪ねたことがあった。そのとき海外で仕事をすることの意義、おもしろさに触れた。

「タイ、シンガポール、マレーシア、インドネシアなどに滞在する在外邦人の内科と婦人科の健康診断をするチームに僕は応募して行ったんです」

そのときの仕事とは、どんなものであったのか？

「何をしたかというと、先輩医師のお手伝いでした。帰国後は、血液データを元に肝炎にどのくらい感染しているのかについて論文を書きました。それが医学部6年生のときに大学のジャーナルに掲載されたんです。まあ学内誌なのでレベルは高くはないんですけれども、人生で始めての論文第一報を出したのはいい経験になりましたね。また、学生時代に海外で医療を経験したことも意義があった」

念願の米国本土に行くチャンスが訪れたのは、本人が25歳のとき。米国の国際学会に参加するツアーに申し込んだ。米国を自分の目、耳、鼻、肌とまさに五感で感じた第一印象は、その規模感（スケール）の大きさだったという。

日本を飛び立って最初に着いたのは西海岸のシアトル。

「シアトルに到着して空港の中の電車に乗ったんですが、成田空港の電車と違って距離も長く、空港自体ものすごく大きい。それが第一印象でした」

シアトルからシカゴを経由して東海岸へ。次に目指すのはワシントンダレス空港。ここも国際空港で、西海岸からは「空路は5時間ぐらいですが、3時間の時差があるので8時間かかります」。この時差があることでも、米国が広い国であり、広大な大地を抱えていることを知らされた。

東部のいくつかの研究施設を訪問してから、学会場となるボルチモアに入った。ここはメリーランド州最大の街であり、天然の良港を抱え、首都・ワシントンDCの外港としても知られる。運輸、貿易、そして鉄鋼などの製造業の拠点としても栄え、歴史ある街だ。

後日、永田は米国に研究所や医療施設を作ることになるが、それが米国入国1番目の都市シアトル、そして初めて国際学会に参加したボルチモアになっているのも、何か因縁めいていておもしろい。

「米国大陸横断ってすごいなと。規模がでかい。われわれの同業者の研究所見学があったんですね。やはり、でかいんです。ケタが違うぐらいにでかい。オフィスには個室がいっぱいあって個室で仕事をしている。すごく人を大事にしており、それも1人ずつ大事にしているという感じを受けました」

ボルチモアの国際会議場は有名だが、その会議場の広さ、大きさにも驚かされたという。

「ただ、その当時のボルチモアは治安の悪さも感じられ、米国も諸課題を抱えていることも体感した」と永田は振り返る。

大学5年時に東南アジアを訪問し、医者になって2年目に米国に行き、ボルチモアでの国際会議に出席。そのときの心情について、永田は「僕なりにアメリカン・ドリームを抱きました。将来、米国に研究所を建設したいと、奮い立ちました」と語る。

米国で事業を——。シアトルに研究所、ボルチモアに病院を設置

当時の仕事を振り返って永田は「目茶苦茶、忙しかったですね。ほとんど寝る間がないくらい」と語る。

「その頃は自分が会社から抜けて海外留学できる状況ではないというのは分かっていたので、米国に留学はできないと。その替わりに自分で米国に研究所を作ろうと。まずは頻繁に米国出張を重ね、併せて鹿児島には米国人や英国人を複数採用した。そして、15年後、僕が40歳になって、ついにシアトルに研究所を建設したわけです」

その数年後には、ボルチモアにある大学キャンパスに病院を作った。隣接してメリーランド州立大学医学部もあるし、国の機関が近くにいくつもあるので医療情報の収集にも打ってつけの土地という判断もあった。永田が社長に就任する3年前の1988年（昭和63年）にはメリーランド州に米国駐在員事務所を開設している。

研究所（シアトル）と病院（ボルチモア）を建てる前に、米国の医療・医薬開発の状況を自分の眼で調べ、情報収集するための駐在員事務所を事前に設置していた。情報を早く、正確につかんで、物事をスピーディーに進めていくのは永田のやり方である。

最初の駐在員は日本人から米国に帰化した年配の女性を採用。永田自身も頻繁に米国出張し、米国への事業進出の機会をうかがってきた。数年後、その駐在員がリタイアするということで、もう少し活動的な米国支社として仕立て直すことにした。

「場所はバージニア州で、現地でそれなりの業界経験者の女性を雇って営業を始めたんです。そうしたら結構仕事が取れた。大手の医薬メーカーが仕事を出してくれるようになりました」

新日本科学は1957年（昭和32年）創業で、日本における医薬品のCRO（開発業務受託機関）業界では草分け的存在。そのことを米国の医薬メーカーも認知しており、日本企業の新日本科学に委託試験を発注するようになったのである。特に同社が強いのは、実験動物を使った非臨床試験。そして、その後の臨床試験まで一貫してCRO業務を担えるのも強みである。

業務は日本でやるのだが、その顧客対応が必要不可欠。そこで「ネイティブの社員が必要だなとワシントンポスト紙に『日本で働いてみませんか』という広告を出してみました」と永田は語る。1991年（平成3年）、永田が社長に就任した年のことである。

応募者の中から白人女性を採用。その人はフランス語も話せる才媛。同社は現在、本社を鹿児島市に置き、東京本社を東京都中央区明石町の聖路加《せいろか》タワーに設置しているが、当時はまだ東京本社はない。その白人女性は鹿児島の本社勤務で永田のアシスタントとなり、米国から続々とやってくる顧客の対応を主要業務としていた。

「医薬品開発に絡んだ研究の受託が仕事ですからね。米国の製薬企業の仕事を受注するわけです。朝から夕方まで、ずっと英語でしたから英語の勉強にはなりましたね」

米国の製薬企業からの受託業務を引き受けていると、米国の雇用や転職状況もよく分かるようになってきた。

「米国って面白いところで、本当によく転職、キャリアアップをするんですね。当社の担当者がA社にいたかと思うと、B社に行って、さらにC社に転職していく。C社の別の担当者はD社に行くみたいにね。そうやって人の輪から顧客の輪が広がっていく。そうすると、受託する側の僕の仕事も自然と広がっていくんです。また、経験者の採用もしやすい」

人の輪が広がるにつれ、クライアント（顧客）の製薬会社の数も増えていく。そうして業容を拡大させていると、件《くだん》の白人女性から「わたしの弟が新日本科学の仕事をしたいと言っている」という相談を受けた。永田はこの申し入れにOKを出すと共に、グローバル・アフェアズ（国際業務）が今後ますます増えると見て、欧米系のスタッフをもっと増やすことに決めた。

「日本で将来性のある仕事をしてみませんか」――。米国と英国の有力新聞に人員募集の広告を出した。この募集広告を見て両国から応募があり、8人ほどを採用した。その多くが10年、20年と長期に勤めてくれたという。

32歳で社長に就任。海外の仕事を増やそうと活動し始め、実際、海外からの仕事も増え始めた。そして39歳で経営トップに就任という経歴だ。

幼少期から、海外での仕事、特に広大で経済力も最強の米国で勝負したいというプロジェクトへの挑戦がこうして始まった。

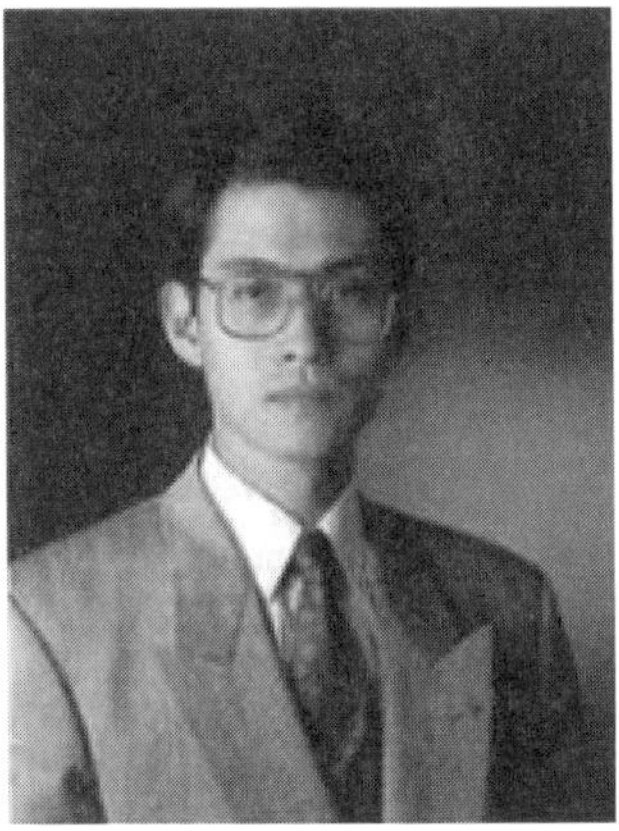
1991年、社長就任時の永田

第11章

厳しい経済環境下での一大投資、そして女性活躍の場づくりが奏功

新しいことに挑戦し続ける――。米国での研究所や病院開設に踏み切り、国内では、がん患者を対象にした「メディポリス国際陽子線治療センター」（鹿児島県指宿市）を開設してきた。新しい時代を切りひらいていくためには、既存の常識にとらわれていては何もできない。〝女性の活躍〟という点でも、新日本科学は早い時期から実行。例えば、同社の総務人事本部長には長利京美《ながとしきょうみ》（常務執行役員）が就くなど、〝女性活躍〟の場を切りひらいている。平成30年度（２０１８年度）には、女性が輝く先進企業を表彰する「内閣総理大臣表彰」を受賞するなど、女性活躍に関連する賞を数多く受賞。生きることとは何か、働くこととは何か。コトの本質を追求する営みは今後も続く。

米国で勝負に、その第一歩にシアトルで一大投資を

「米国に研究所を作ったらどうか」――。米国からの試験受託が増え始めると、米国の顧客（医薬メーカー）から、こんな声を掛けられるようになった。1990年代半ばの頃である。

そこで米国中を調査し、日本に近く、広い土地を購入でき、利便性のいい場所はどこかと探し回った。その結果、シアトル郊外のエバレット（Everett）市に適地が見つかった。同じ頃、日本国内では和歌山県海南市に分析研究所を開設しており、日米両国での一大投資であった。

米国の西海岸ワシントン州エバレット市は、シアトルの北方40キロにある人口10万人強の街。航空機メーカーのボーイング社の元本社と、その大型民間旅客機の主力組立工場（エバレット工場）がある所だ。この工場は世界最大の工場建物としても知られている。

自然豊かなエバレットの森を購入。土地の広さは50エーカー。日本の坪にすると、約6万坪もの広大な土地である。

「森の木や池などの自然を残しながら、その一部を開発して建物を作ったんです。その

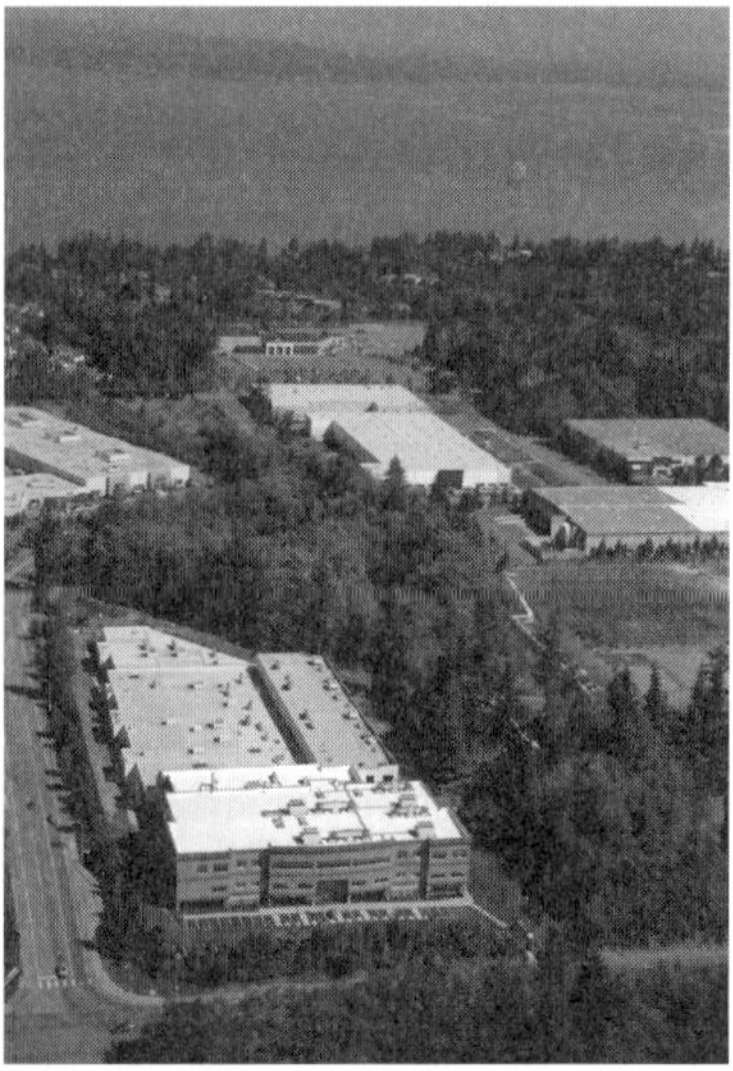

ワシントン州シアトル郊外のSNBL USAの研究施設

頃は日本円も1ドル＝90円から120円という為替相場で、円の価値は今よりは高かった」

シアトルの研究所建設。これにかかる投資予算は約50億円と、結構な投資額である。資金は鹿児島銀行や住友銀行（現三井住友銀行）からの借入金で賄った。

当時、1997年（平成9年）は後半に北海道拓殖銀行、山一證券が経営破綻し、翌年の1998年（平成10年）には日本長期信用銀行、日本債券信用銀行が経営破綻に追い込まれるなど、金融不安が高まった時期。日本経済の先行き不安も広がって、経済全体が委縮し、企業の設備投資は冷え込んでいった。

そうした環境下での新日本科学の前向きな姿勢に投資である。医薬品のCROという新薬開発に欠かせない仕事への社会的期待は高く、厳しい経営環境下ながらも、その投資には一定の合理性と将来性、また社会的意義があるという金融機関の融資判断であった。

前述のように、国内では和歌山県海南市のインテリジェントパークにも分析研究所を設立。本店も含めた日米での拠点増設で、総額100億円を超える投資となった。

ちなみに、同社の2024年3月期の業績見通しは、売上高約304億円（2023年3月期は約250億円）、営業利益約50億円（同約52億円）、経常利益約72億円（同約91億円）。経常利益率は24％強にのぼる高収益である。これまでの投資が実り、成果をあげているということである。

米国へ初の本格進出となったシアトルの研究所は幸先のいい投資となった。

「1999年（平成11年）内に施設ができあがって、2000年（平成12年）に受注が始まるんですが、1年もしないうちにフル稼働になりました」

肝心の人材はどう確保していったのか？

「1998年（平成10年）にシアトル近くのレッドモンドにあるバイオサポートという同業者を買収したんです。約80人の人材を抱える会社で、その会社のトップを含め全部門を傘下に収めました」

バイオサポートの社員をエバレットの拠点に異動させ、さらに新たな人材募集に打って出た。ここで永田は米国企業の買収と人材雇用の仕組みを体得。

「米国は日本と違って、経験者は結構採れます。転職ありきの社会ですから、人がとにかく動く。だから、いろいろなところから人が集まります。東部のニューヨークやボストンからも、西海岸のロサンゼルスやサンフランシスコからも来る。ディレクター（部長）クラスとか、現場の経験者を含めて、いろいろな人が集まってきます」

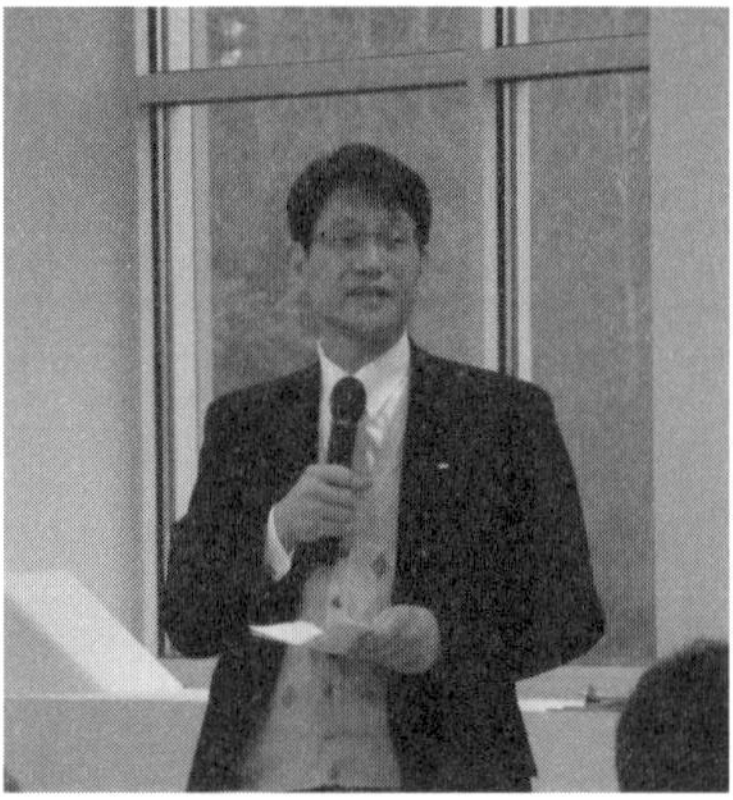
米国で講演する永田

米国の雇用の醍醐味と言っていいかもしれない。自分にとってチャレンジングと思えるような仕事には挑戦してみようと思う人が随所から応募してくるわけだ。

「もう一つ学習したのが、採用の仕方がその当時の日本とは、まるで違うということでした。面接のときに年齢、家族や友人のことを聞いてはいけないとか。こういう点は、日本も最近は改善して、当たり前になってきましたけどね。当時は日本では家族構成などを聞いていましたね」

そうした労働法に関することも日米の違いを知り得たことは、後々、米国で事業を拡大していく上で大いに勉強になった。そして税法の違い。法人税や所得税などの税率も日本と米国ではかなり違う。行政の許認可の仕方や規制も違うことが分かった。

「どんどん学習できたし、とっても楽しかったですね」。40歳でシアトルに一大投資をしたことで、米国の雇用や税制、行政の許認可の仕方が把握できたことは、永田の経営者人生においても大きな意義のあるものとなった。

「ええ、米国でのやり方、経営の進め方をそこで学習できましたからね」と永田もそれを認める。日米の比較でいえば、米国では女性の活躍が顕著であったということもある。

女性管理職比率は24・4％、「内閣総理大臣表彰」も受賞

「これまで二十数年間、僕は日本と米国の両方で経営してきました。その間に日本と米国の女性の雇用の仕方というか、女性の働き方が随分違うという現実を目の当たりにしてきたわけです。それで、日本はもっと女性の働き方を考えなければという思いで、経営改革をしてきました」

女性管理職の登用や育児休暇からの早期復帰を進め、仕事と育児の両立を図るため、

男性社員の育児休業取得を押し進めるなどしてきた。女性管理職の比率は24・4％（同社の国内の社員数は連結で約１５００人）。

ライフステージによって制約を受ける社員の誰にも公平にチャンスを与えられるような人事制度や働き方を推進。その一環として、男性社員の育児休業を推奨したという。現在、男性社員の育児休業取得率は１００％を達成している。

人事政策や働き方改革の推進で、女性の管理職比率も24・4％と高い数字になっており、こうした実績が評価されて、２０２３年（令和5年）10月には、厚生労働大臣から女性活躍推進法に基づく「プラチナえるぼし」の認定を受けた。

働き方改革に関しては、経済産業省と日本健康会議が優良な上位５００企業を共同認定する「健康経営優良法人ホワイト５００」に２０１７年度（平成29年度）から7年連続で選ばれている。

また、２０１８年度（平成30年度）には、女性が輝く先進企業を表彰する「内閣総理大臣表彰」を受賞。さらには、厚生労働大臣優良賞を「均等・両立推進企業」部門で受賞した。これは女性が持つ能力を発揮させるために、仕事と育児・介護の両立を支援する取り組みが、他の企業の模範になる企業を表彰するものだ。

株式市場でも、「女性活躍推進」に優れた上場企業を評価するようになり、２０２１年度（令和3年度）には、経産省と東京証券取引所グループが共同で主催する「令和３年度なでしこ銘柄」に同社が選ばれている。

人事担当の総務人事本部長に女性の常務執行役員を抜擢

経営陣の一角にも女性が登場した。新日本科学には執行役員が16人いる。そのうちの1人である長利京美《ながとしきょうみ》が、総務人事本部長として人事政策を担当している。

長利は鹿児島県や鹿児島市から〝委員やアドバイザー〟を委託され、同職を兼務。県庁や市役所などの公的機関でも女性活躍の場が求められており、民間企業の先進例に学ぼうという動きが高まる。新日本科学もこうした行政機関からの要望に前向きに対応していく考えで、永田も「快く引き受けさせてもらっております」と言う。

最近では、長利は最高裁判所によって労働審判員の任命を受け、個別の労働紛争の解決に当たっている。

永田は、二十数年間、女性活躍の場づくりに積極的に取り組んできたことで、先述のように「内閣総理大臣表彰」など多数の賞を受賞。それもあって、永田自身が首相官邸などで女性活躍に関するスピーチを依頼されるケースが出てきている。

「ええ、安倍（晋三）首相に官邸で表彰式のときに話をさせていただいたこともありま す。2分間でしたけどね。メディアの人たちもたくさん聞いていましたね。日本もこう した方向性でやった方がいいといった話を申し上げました」

その後、鹿児島県外のいくつかの県庁からも講演依頼が舞い込むようになった。徳島県や山口県、静岡県などで女性活躍の推進について自らの考えを述べている。

業務の執行・実行に関して統括し、責任を持つのが執行役員であるが、先述のように新日本科学の場合、その数は16人。その業務執行を監督する立場にあるのが取締役会で、これは8人で構成されている。そのうち社外取締役は半数の4人。弁護士、会計士、税理士、そして女性の社外取締役として戸谷圭子《とやけいこ》・明治大学教授が加わっている。

産業界全般を見渡しても、女性が活躍する企業というのは成長率が高い企業が多い。新日本科学グループの成長の源泉は、1990年代末の一大投資と女性活躍の場づくりにある。

こうした成長を追う経営の基は、永田の『大欲に生きる』という人生観、経営観に求められる。大欲、つまり大志を抱き、自分の社会的使命を果たしていこうという生き方。それはパブリック（公）を意識した生き方でもあり、社会貢献につながる道である。

もちろん、女性の活躍だけではなく、男性の活躍もあっての企業の成長である。要は、男性、女性の区別なく、企業という共同体（コミュニティ）の中で、一人ひとりが自らの『大欲』を生かしていくことが大事という永田の考えである。

そうした永田の経営思想に大きな刺激、啓発を与えたのは、やはり米国であった。

「ええ、女性活躍の原点を見ることができ、幅広い経験を積ませてくれたのは米国でしたね」と永田は述懐する。

米国の女性の働き方——出産後4日で仕事に復帰した女性研究員

米国で働く女性は極めて自立している。日本で同じ女性活躍という言葉を使っていても、米国の女性たちは圧倒的に自立心に富む生き方をしている。日米の働き方の差異を含めて永田が語る。

「米国の経営環境では、社員の解雇ができますからね。例えば、女性は出産して12週間以内に帰ってこなければ、もう彼女のデスクはないんですよ。だから出産後は12週間以内に職場に帰ってきます。中には米国人の優秀な研究員で、子どもを産んで4日で帰ってきた女性がいました。自身が担当する研究を続けるためと言っていました」

出産して4日で職場に戻ってきたというのだから、そのときは永田もびっくりさせられた。だから、「もっと休んで子どもの世話をしたらどうか」と永田が言ったところ、件《くだん》の女性からこう反論されたという。

「自分には仕事をする権利があるし、ここにもあると思っている。ドクター・ナガタ、あなたはその権利を奪うんですか」と。

永田は「いやいや奪う気はない。どうぞ、仕事を続けてください」と答えながら戸惑いの表情を浮かべていると、彼女が言うには、「子どもがまだ小さいからといって、それは問題ありません。ベビーシッターもいるし、生まれてすぐに預かってくれるところもある。米国はそういったシステムが充実しているんです」

この永田と女性研究員のやり取りを見ても、米国の女性の仕事に対する取り組み方、姿勢がよく分かる。

永田は日本の内閣府や各県知事から女性の働き方改革について意見を聞かれたときには、必ず日米の比較を取り上げて「日本の女性、もっと立ち上がれということを話させ

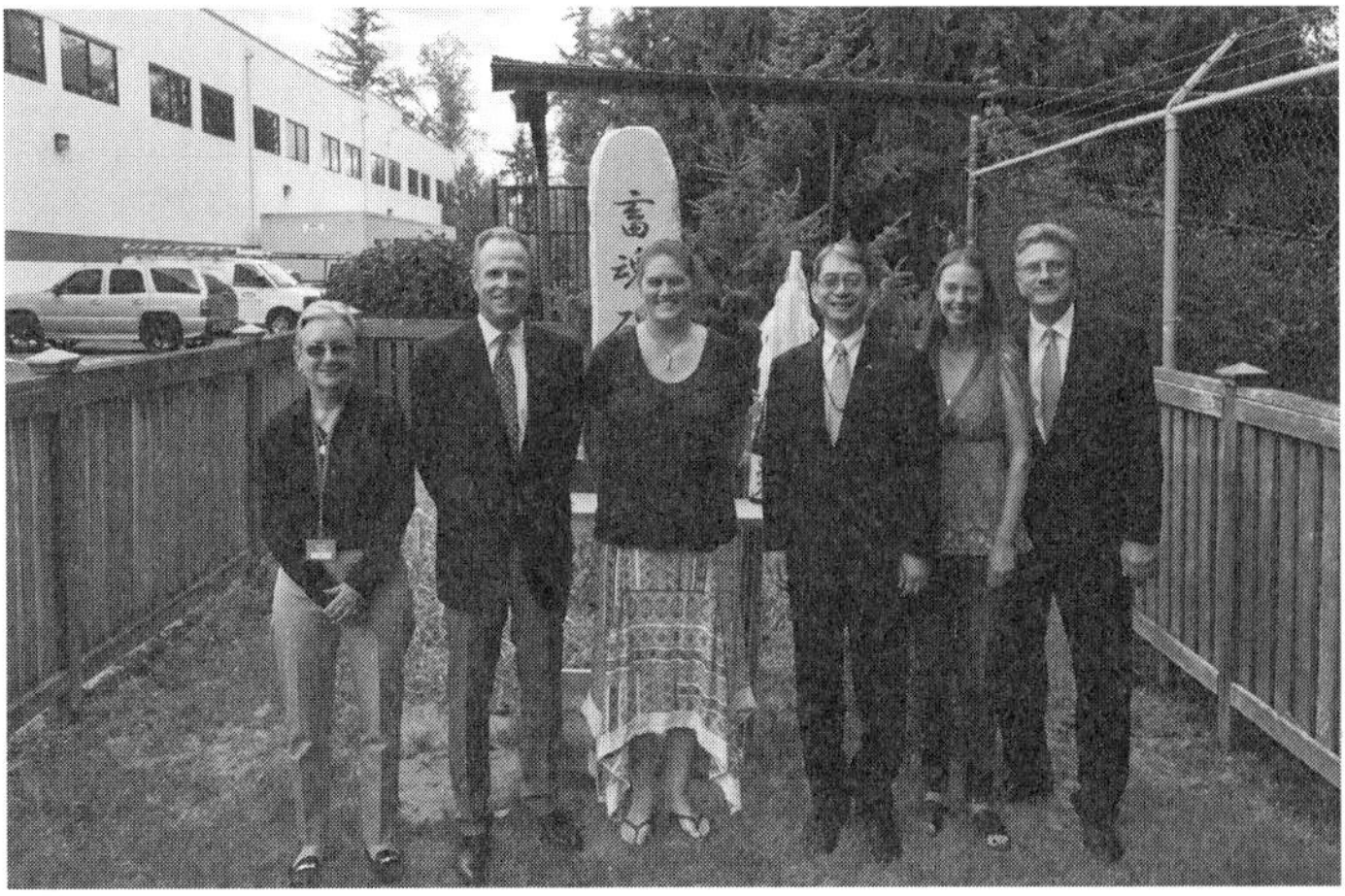

外国人女性の社員もフルに働いている

てもらっています」と言う。そして、「社会に甘えることなく自立しよう」ということも一言付け加えている。

「甘えることなく」というのは少しキツイ言い方だと捉えられるかもしれないが、女性の活躍ということを考えた場合、基本に自立・自律の精神がないと、真の意味での女性の活躍にはならないということである。

現在、日本では子どもが1人生まれたら、出産育児一時金として50万円ほどが支給される。米国ではどうか?

「ゼロですよ。そうした手当ては何もない。日本では出産して、そのまま育児休暇に入ったとしても、報酬の67%分を半年間もらい、その後も50%もらえるわけですよ。それに勤務先の企業が上乗せするじゃないですか。米国はそれらが一切ない、すべてゼロです。そうしないと子どもを産まない人や独身から見るとアンフェアになるからです」

出産、育児ということについて、日本と米国の間でもこれだけの違い、差異がある。このことをどう考えればいいのか？

「ここは、一旦緩めた福祉は元には戻れません。だから、日本はこれを維持するしかないんです。それでも人口減少に歯止めがかからない。もう米国と同じ土俵で勝負はできない。しかしながら、日本でも出産後は早く仕事に戻る女性を支援することはできます。例えば、企業が早期復帰補助金などを出すことはできる。当社はそうしました。出産後1年は休めるけれども、フルに1年は休まずに早く帰って来たらいかがですかと。そして早く帰って来た人には補助金を出しますよ、キャリアも継続できますよという制度です」

働く側の女性にとっても、1年も休むと、技術や仕事のノウハウの進展の速さについていけず、困惑する場面が少なからずあるという報告もある。キャリアを大切にする働く女性の可能性をさらに掘り起こしていくという点でも、この新日本科学の試みは、他の企業にも大いに参考になるものと思われる。

米国の働く女性はなぜ、自立心が強いのか？

それにしても、米国の女性はどうしてこうも自立心の強い働き方ができるのか、自立・自助の精神がそれだけ強いということか？

「それもありますけど、米国はあれだけ離婚が多いと、シングルマザーになった場合、自分が自立していないと子どもを養えないですよ。路頭に迷う。だから女性も自分のキャリアをとても大切にする。それで仕事ができる女性、管理職の女性が多い。会社もそういう女性を大切にするから女性の役員も当たり前にいる。もし、米国で幹部社員が子どもの世話をしなければいけないという理由で業務が滞ってしまうと、役職は間違いなく解任されるでしょう。会社側からすると、子育てはあなたの個人的な事情でしょう、会社には関係ないです、だから解任します、となる。それが周囲の仕事仲間からも当然と受け入れられます。これが米国っていう国で、米国の現実なんです。日本でそんなことを言ったら、大変なことになりますよね。それはなぜかって言うと、文化や風土が違うの一言に尽きます」

永田がさらに続ける。

「米国の女性は自立しているから、自分たちの手で上位の職位や役職を勝ち取るんですよ。だから、自分のことは自分でやるんです。会社からそういう支援金をもらうとか、行政からそういう補助金をもらおうという考えはないんでしょうね、米国には。1人で生きていかなければならないから。離婚したらその日から自分で食っていかなければいけない。逆に言うと、いつでも自分は離婚できる、一人で食える、そのためにキャリアを大切にするのだと思います」

日米両国で会社経営をしてきて、この両国の働き方の違いを踏まえて、頭の切り替えが大変ではないかと質問すると、「いや、もう慣れましたよ」という言葉が永田からは返ってくる。

「だって僕は32歳で社長になって、今は65歳でしょ。33年間社長をやっているわけですよ。その中で、米国で20年以上経営トップをやってきましたからね」

米国で仕事をしてきたことは、自分の経営人生においてプラスだったと思うか？

「米国で経験したから、いろんなことができるんですよ。米国でやって、東南アジアでもやって、中国でもやって、いろいろな国の経営のやり方の違いを学習してきました。もちろん成功だけでなく、大きな失敗や理不尽なこともたくさん経験しました。だから

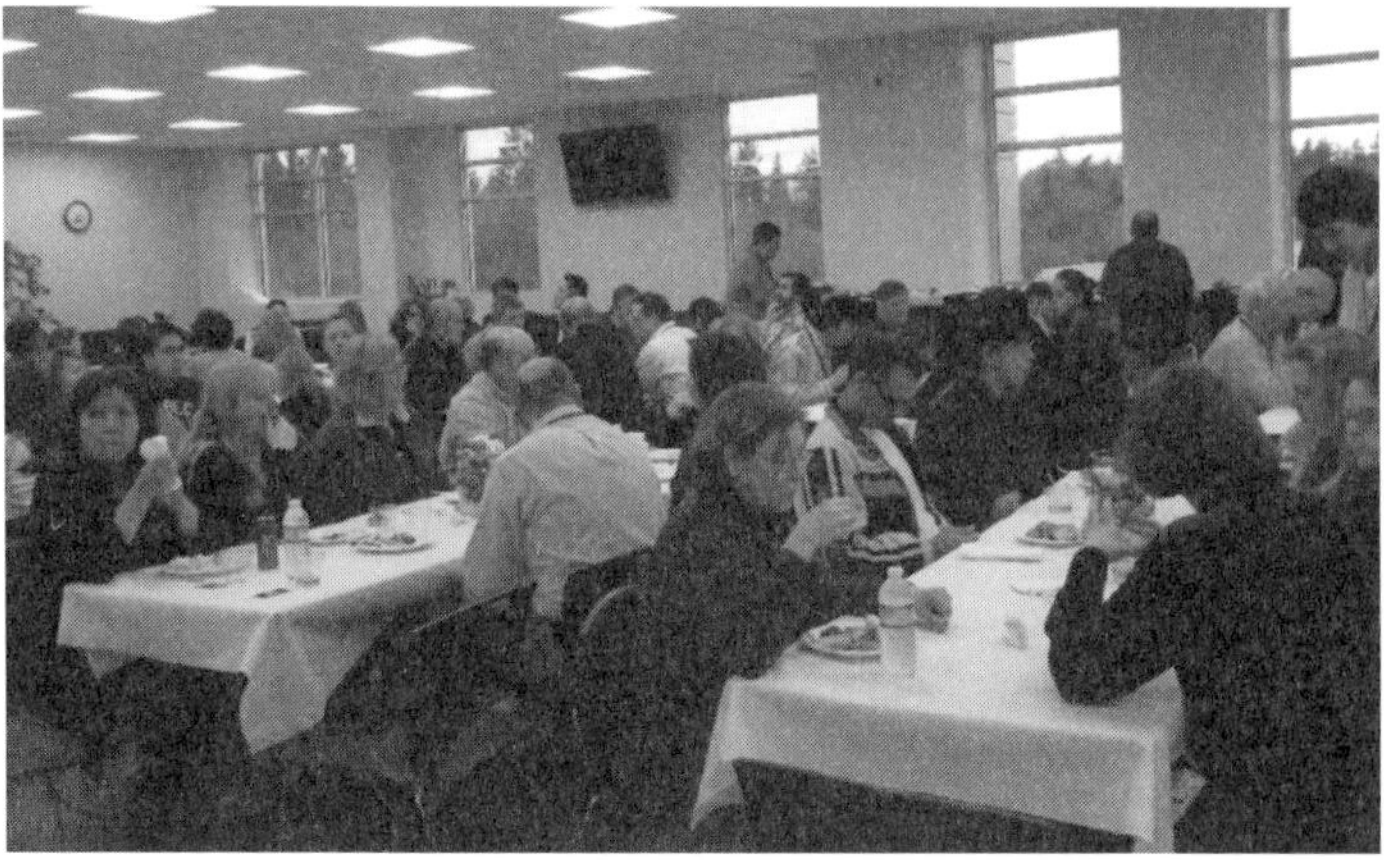
多様性を重視しているのも新日本科学の強みだ

日本との違いがよく分かるわけですよ。どれが良いとか悪いとかというのではなくて、違うんです。日本人はほぼ黒髪で濃茶色の瞳、そしてだいたい似たような顔つきだけれども、米国人の中にはいろいろな人種がいて、それぞれが考え方もかなり違う。それだけダイバーシティなんです。まさにダイバーシティです」

ダイバーシティ（diversity）——。それこそ多様な社会風土の中で生きていく原点を、米国の企業経営の中で掴んできた永田の言葉に実感がこもる。多様な世界の中をどう生き抜くかという、われわれに突きつけられたテーマである。

第12章

「人の本質」を探りながら、日米両国で事業を展開

日本と米国、そして中国・東南アジアと世界を視野に事業を展開していく中で、永田は「人の本質」を追求。医師となり医学博士を取得した後も高野山大学で密教学を学んだのは、「人の本質」を追求し続けたいと思ったからだ。その「人の本質」という視点から見れば、「本質的には米国人も日本人も一緒で、自分のことを第一に考える〝我執《がしゅう》〟なのです」と永田は言う。同時に、「米国は自分を大切にするということが当たり前に認められています。日本は『和の国』。厩戸王《うまやとおう》（聖徳太子）の和という組織で行くわけですが、個というインディビジュアルという考え方よりも、みんなで渡れば怖くないという考え方があり、その弊害も出てくる」と日米の生き方の違いを指摘。多様なグローバル社会をどう生き抜いていくか――。

真言密教を学び、ブータン王国を訪ねて「生きること」の意味を問う

「人の本質」の追求——。永田は医師となり、医学博士を取得した後も高野山大学で密教学という道を辿ってきたのは、「人の本質」とは何かを究めたかったからだ。

弘法大師空海が平安初期の８１６年（弘仁7年）に高野山（和歌山県）に開山した金《こん》剛《ごう》峯《ぶ》寺《じ》は真言宗の本山として今も多くの人の信仰を集める。

永田は高野山大学に入り、真言密教を学んだ。〝真言〟とは人間の言語活動では表現できない事象や出来事の中にある深い意味を明らかにする言霊だという。この世界で起きる様々な出来事に〝隠された深い意味〟を知ることのできる教えが密教だとされる。

人が生きるということは何か、人は何のために働くのか——という思索の中で、永田は真言密教を修めようとしたのだ。

永田自身、著書はいくつもあるが、その中に『心を洗う断捨離と空海』（共著）があり、『〝幸福の国〟ブータンに学ぶ　幸せを育む生き方』がある。仏教国・ブータンはヒマラヤ山脈の高地にある国だが、永田自身、ブータンを何度も訪れ、現地の人々との心の交流を深めてきている。その交流の深さは永田が在鹿児島ブータン王国名誉総領事で

あることからもうかがえる。

それはともかく、永田は若いときから「人の本質」を思索してきた。その思索の中で、自らの事業について、特には日米両国での事業展開については、どんな認識を持っているのか。

米国は「個」を大事に、日本は「和」が基本。日米で生き方が違う！

「人の本質」という点では「米国人も日本人も一緒です」と永田は言いつつ、「ただ、生き方が異なります」と次のように続ける。

「人間は皆『我執《がしゅう》』なのです。我に執着する。自分のことが一番大事だということです。それだからこそ、ホモサピエンス、われわれ人類は生き延びてきているわけじゃないですか。だから自分自身を大切にするということが『我執』なんですね。自分のことに一生懸命になる。日本人も米国人もそれは一緒なんですが、ただ日本人の場合は『和』という考え方が融合しているんですね。国民皆保険にしても、学校教育の現場にしても、一律ですよね、日本は。金太郎飴のように同じなんです。だから出る杭は打たれる。政策も必然的にその傾向に流れる。これでは世界で勝てない」

米国の正式国名はアメリカ合衆国（United States of America）。「合衆」とは、多くの人やモノが集まって1つになることを指すが、米国名の英語の表記を見れば、州が集まって一つの国を形成しているということ。

最少単位の個々、人は互いに自分自身を大切にし、そうした個々人が集まって「州」を形成し、その「州」の連合体が「米国」という国を構築している。あくまでも「個」が主体である。日本人も個々には自分自身を大切にするわけだが、行動原理は個が主体の米国とは違ってくる。

日本人の場合は「和」で組織を運営していく。最近は「個」を基本にするインディビジュアルという考え方も出てきたものの、多くはみんなで渡れば怖くないという護送船団方式で来た。これが弊害にもなっている。

「十七条の憲法」を制定した厩戸王《うまやとのおう》（聖徳太子）（574年―622年）以来の「和」の精神でやってきた日本人の生き方が、歳月を経ていつしか〝金太郎飴〟みたいな発想しか生み出さなくなった弊害を挙げる。

「日本の企業も国際競争の中で戦わなければいけない。金太郎飴づくりだけでは、勝てる人材が日本では育たないんですよ。なぜかと言うと、既存の知識で勝負しようとするから。企業ではとがった人材が必要なんです」

社会に役立つ事業でこういうものをやりたいと思うとき、旧来の制度や秩序を超えていかなくてはならないときがある。そういうときに、既存の知識を振り回しているだけでは、新しい展望が切り拓けない。

永田は40歳で米国へ本格進出しようと決め、次々と大きな事業に手をつけた。ボルチモアでは州知事や議長、学長などと話し合い、法律を変えて合弁会社設立と病院開設にこぎつけた。

社会に貢献する事業を生み出すには、時には法秩序を変えていくことも迫られる。そのことで議論を尽くし、対話を重ね、ソリューション（解決策）を創り出していく。

こうした米国の風土の中で、永田はこの20年余、新しいことに次々とチャレンジしてきた。ボストンの米ハーバード大学との合弁事業にしても同じである。

生き甲斐・働き甲斐のある職場環境づくりへ

いま日本では、子ども手当・育児手当論議が盛んである。この育児政策という点でも、日米両国で違いが見られる。

「日本の乳幼児の教育支援として、保育園・幼稚園に通わせたいという保護者の経済負担を軽減するため、国や自治体がその費用の一部を負担してくれる制度があります。そうすることで、保育費を実質的に無償化しています。米国では個々が自分ですべて出さなきゃいけない。しかもその費用が非常に高い。その点では、日本は恵まれています」

そうした違いがある中で、永田は日本国内の経営をどう推し進めていったのか。

永田は先述のように、父親の跡を継いで若くして社長になった。そしてCEO（最高経営責任者）に就任したとき「とにかく女性と共存しないと、うちの会社は潰れる」と思い、女性をどんどん採用していった。

「女性と共存しないと、会社が潰れる」――。なぜ、それほどまでに危機感を覚えたのか？

「鹿児島って、教育レベルは高いと思いますが、男性の多くは東京、大阪の有名大学に出ていき、そこで就職するわけですよ。しかし、反面、女性の多くが残る。最近は女性も東京、大阪へ出て行っていますが、僕が社長になった頃はそうでした。男性は少なく、女性が多くいた。だから女性社員を積極的に採る戦術を打ち出したんです。優秀な女性がそれこそたくさんいましたからね」

日本の近代化の幕開けとなった明治維新（1868年）。明治維新は、今の鹿児島県の前身、薩摩藩が長州藩（山口県）と組んで幕府を倒し、成し遂げた。以来、鹿児島の男性の多くが東京や大阪、京都などへ向かうようになった。

地元に残ったのは女性。優秀な女性も数多くいて、この活用を図るのは、地元にも貢献できて意義があるという若き永田の判断であった。特にCEOという経営の最高責任者になってからは、女性社員の採用を積極果敢に進めていったのである。評判を聞いて優秀な女性が集まるようになった。

ところが、その女性陣が入社して5年、10年経つうちに退社していくのである。話を聞くと、出産や育児、あるいは親の介護といった問題を抱えていることが分かった。これではいけないと、会社の中に託児所を設けたり、対策のための委員会を立ち上げたりして本格的・戦略的な対応策を取ることにした。

「とにかく女性社員が長く勤められるように、いろいろと改善策を打ち出しました。そして、もっと根本的な解決策を作らなければと、自分たちの向かうべき目標を明確にしていった」

「職場環境改善、働き方改革、女性管理職登用、健康支援、地域への貢献」——。この

5つの項目を経営指標にした意識改革を進め、生き甲斐・働き甲斐のある経営風土にしようという永田の決意である。

この5項目を掲げて自分たちの進むべき方向を明確にし、具体的に何をなすかを社内でよく話し合っていった。

1つは、会社敷地内に託児所の設置。冬になると、南国といえども鹿児島も寒く、夏は当然暑い。床暖房やエアコンを完備して子どもたちが快適に過ごせるようにした。これで母親の社員たちも心おきなく仕事に打ち込める。

そして、ユニークなのは幼保連携型認定こども園の学校法人「ヴェリタス学園」の創設である。同法人が運営する「ヴェリタスこども園」は外国人教師によるマルチカルチャー教育を理念として掲げ、0歳から6歳の乳幼児の教育を行っている。

この学園は永田の両親が私財を寄附して、2014年(平成26年)4月にスタートした。その教育の基本方針は、「日本の文化のみならず、外国の文化も積極的に取り入れ、外国人教師とのふれあいや毎日の英会話、国際交流を通して、子どもたちの視野を広げ、自文化と異文化を相対的に理解するための取り組み(教育)を行っています」というものだ。

この「こども園」は社員だけでなく、一般の家庭からも募集しており、その先駆的な取り組みに人気がある。子どもたちの情操教育ということだけでなく、外国人教師との触れ合いの中で、幼少期から異文化や英語に接触できるという点でもその成果が注目される。

また、海外には、カンボジアの事業所に設置した「フリースクール」もある。ここでは、日本でいえば小学生から中学生クラスの子どもたち200人ほどが勉学に励んでいる。学童の授業料もフリーで、教師の給与、給食代、建物も全て会社が負担。働く社員たちが自分たちの子どもの教育費のことで悩まないようにという永田の配慮であり、気配りである。

東南アジアへの進出は、1980年代にインドネシア、その後にシンガポール、カンボジア、ブータンと続き、現在はラオスにも施設を建設している。今後、東南アジアの成長のことを考えると、こうした働く環境の整備は必要になってくる。

時代の変化、経営環境の変化に対応して、事業も変革させていかなくてはならない。そうした変化・変革の中で、社員たちにとって生き甲斐や働き甲斐のある職場環境づくりが大事だということである。

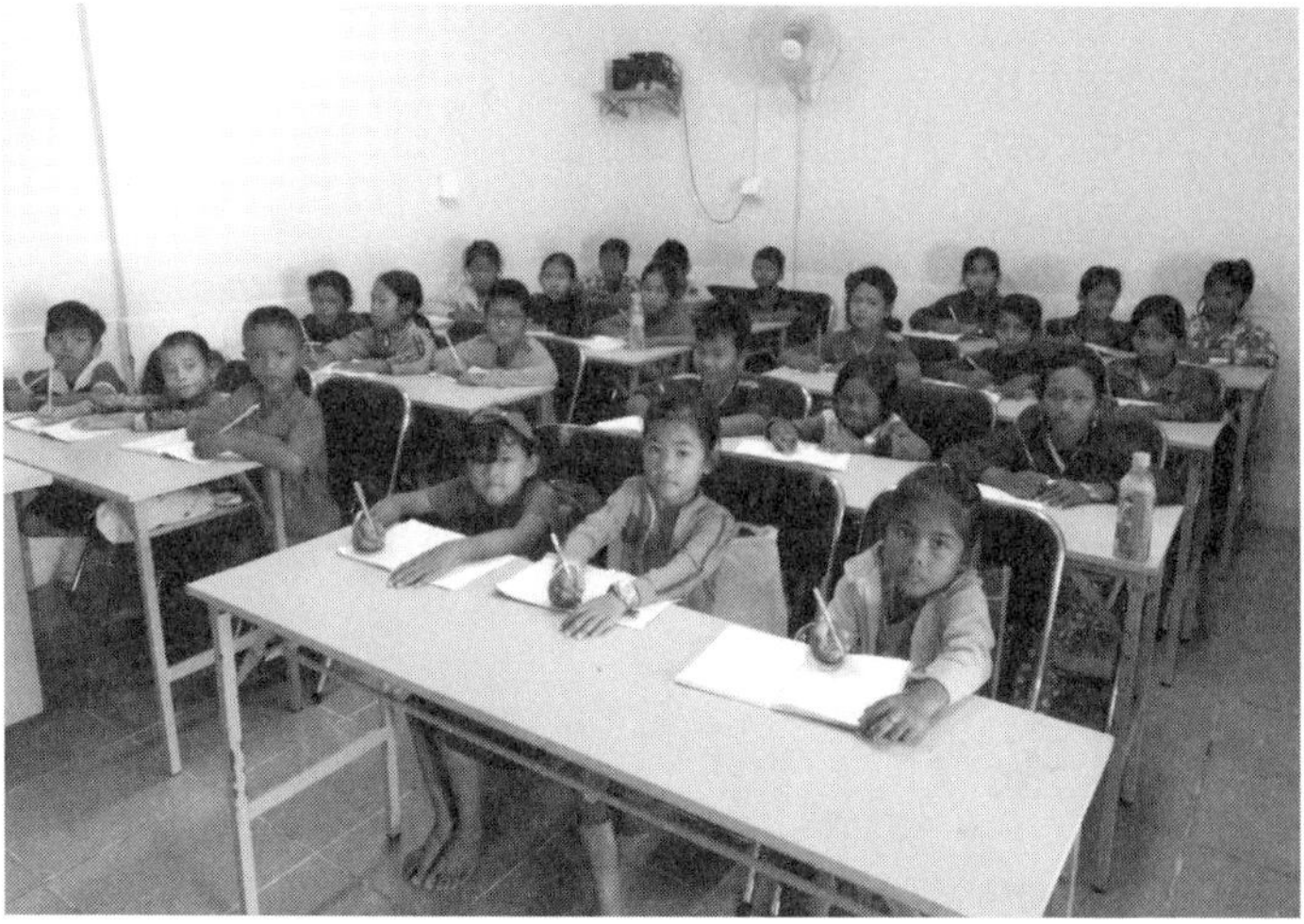

カンボジアの事業所に設置した「フリースクール」で勉強や運動に励む子どもたち

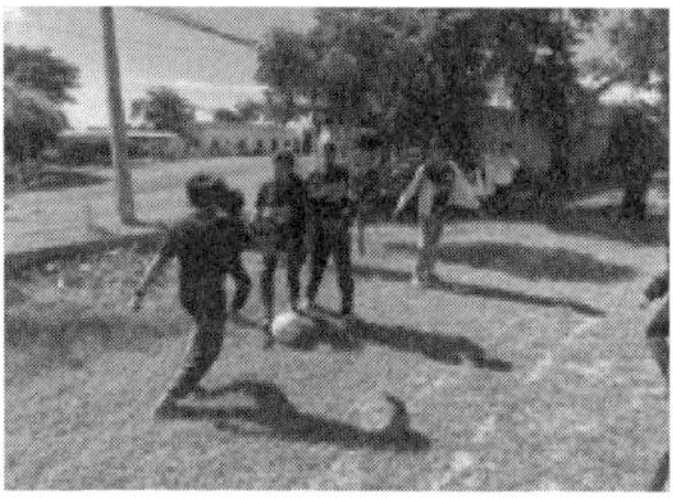

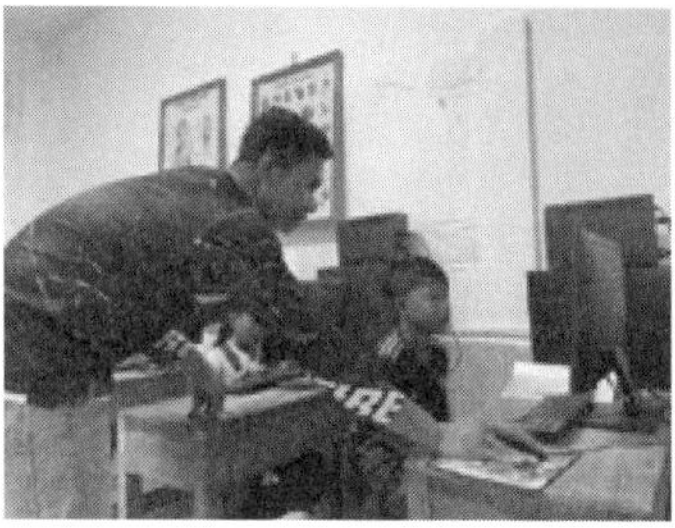

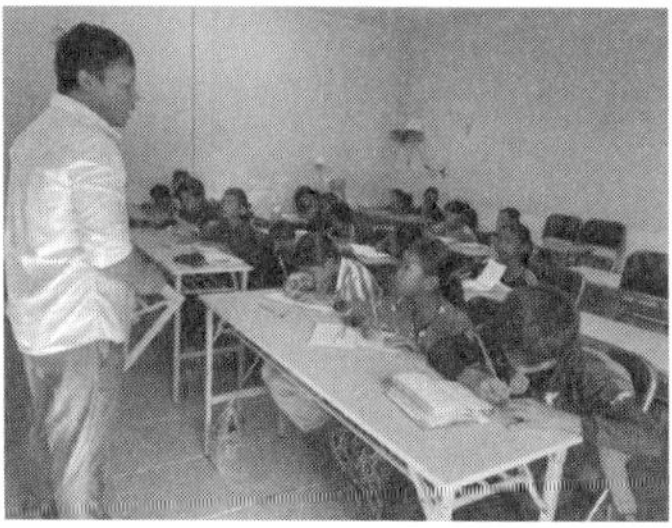

志ある若きベンチャー経営者を支援

世界はいま激しく動いている。地政学リスクが増え、地震や風水害などの自然災害や異常気象に見舞われる中、どう生き抜くかという命題をわたしたちは抱える。

鹿児島の地で父親から仕事を受け継ぎ、40歳で米国への本格進出を果たし、グローバル経営を実現させてきた永田。この65年余の人生もまた、時代の変化、事業変革を体験させられるものであった。

『大欲に生きる』を人生の指針にし、大志や使命を果たそうとの思いで新しい事業を開拓。そして今は、志溢れる若きベンチャー経営者を育てようと、インキュベーション（育成）にも注力している。

「われわれのグループ会社には投資ファンド機能をもっているGemsekiという子会社があります。昨年、シアトルの敷地に『ＳＮＢＬグローバルゲートウェイセンター（SNBL Global Gateway Center）』というベンチャーを育てる施設を作りました。日本のベンチャーが米国に進出したいときに、訳の分からない場所に行かないで、まずうちにいらっしゃいと。約２５００平方メートル（約７５０坪）の床面積がありますので、多くの

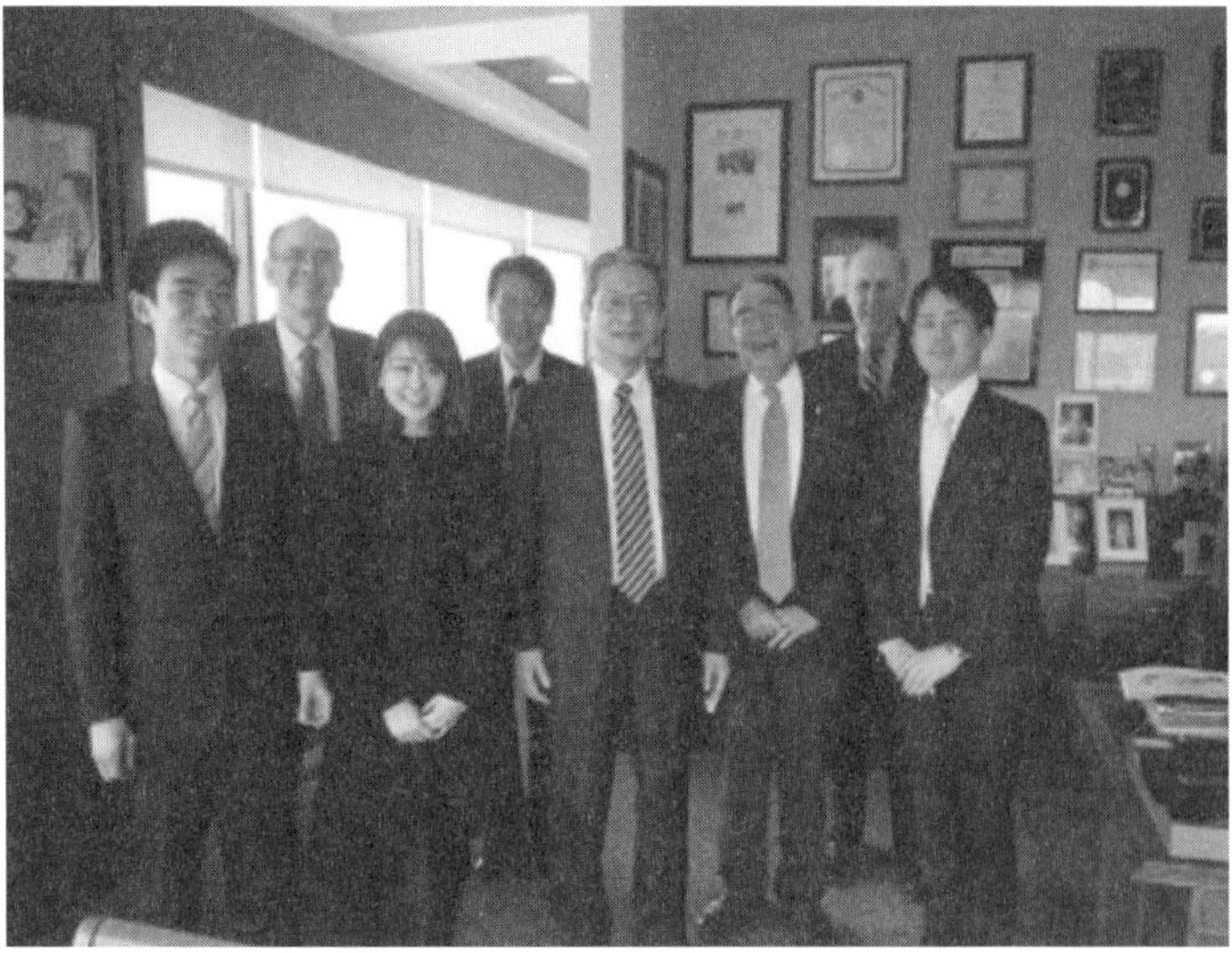

メリーランド州立大学学長室において、学長、副学長、医学部長ら

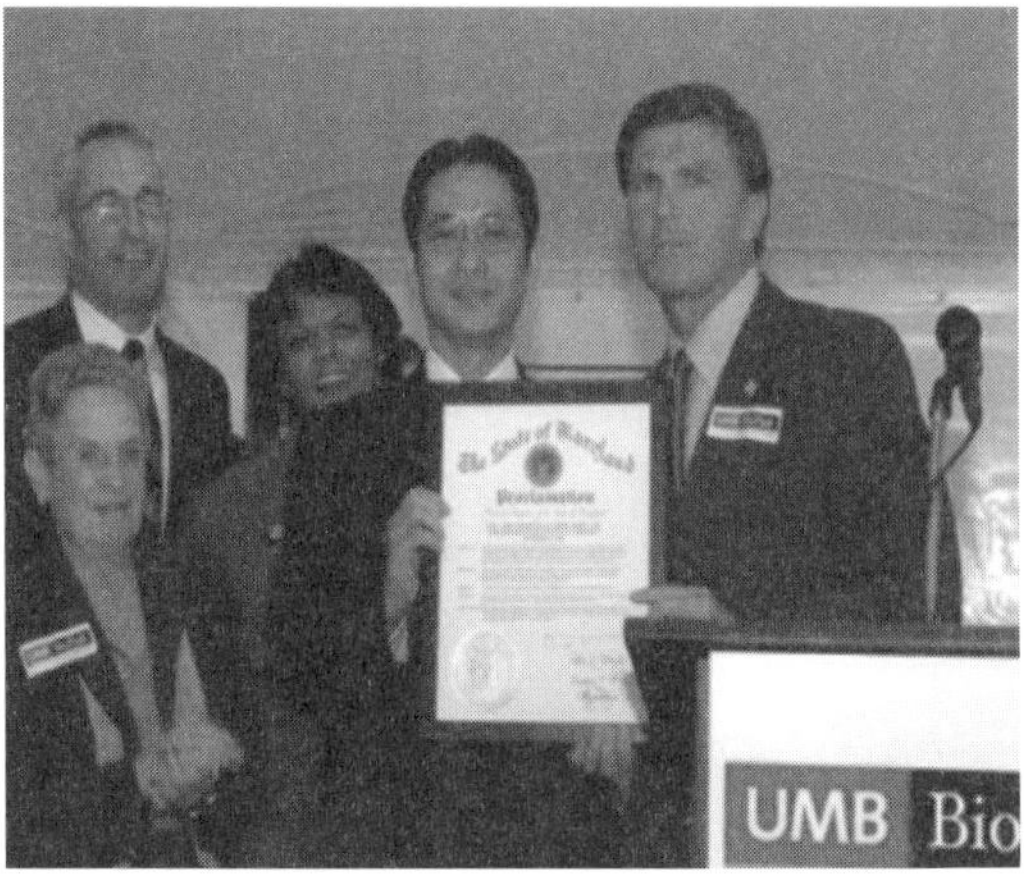

メリーランド州知事、議長らから大学との合併会社設立の許可証を直接授与された

ベンチャー企業が入れます。わたしたちは大志を抱き、将来有望な事業を考えているベンチャー経営者を、日米の大学や機関投資家とともにインテグレート（統合による大躍進）させていこうと思っています」

若きベンチャー経営者がグローバル世界に踏み出すときの案内役になるという永田の思い。このゲートウェイの仕事は、新日本科学グループの新しい事業になるのか？

「これは短期的な営利目的事業ではありません。長期的な視点で社会的利益を創出する事業になります。相手はベンチャーです。これから事業に取りかかろうというときですから、お金がないし、人がいないのです。また、米国に人脈もない。そういう彼らに仕事の賢いやり方、人脈の作り方、人の採用、資金の集め方を紹介します」

要するに、これから米国でビジネスを始めようというベンチャーの若者経営者のサポート役である。

「有名大学のサポートもあります。米国側はハーバード大学、ワシントン大学、メリーランド州立大学、日本側は東京大学、慶應義塾大学、順天堂大学が参画します」

後進の育成ということも、永田の重要な仕事になってきている。

米国の急激な変化をどう考えるか、そして日本の課題とは？

時代は変わり、経営環境も大きく変化していく。永田がグローバル経営の原点として捉えていた米国そのものも、永田が本格進出した二十数年前と大分違う様相を呈《てい》している。

「米国で二十年余り仕事をしてきて、現実を思い知らされましたね。米国の日本叩きも経験しました。一方、米国人は報酬で転職する人が多いと言われますが、僕の経験ではお金だけでは動かない人も多くいた。やはり人間関係が上手く構築できれば米国人でも絆が強くなる。そういう学習をしましたね。日本では、報酬で動く人も増えていますが、まだそんなに多くはない。でも、今から多くなってくると思います」

立志の国・米国だが、事業の本筋・本道に則《のっと》ってやるのではない向きもあるということ。そのような米国内の現実を思い知らされながらも、自分たちの大志、使命をしっかり果たしていこうという永田の思いである。

そして、米国の〝分断〟という現象について意見を聞くと永田は、「米国では、沿岸部と内陸部の分断がメディアでは言われていますね。西海岸のシアトルもそうだし、また東海岸のニューヨークやボストンもそうです。高度の教育を受けている人たちの比率が内陸部と比べると高いのが根本にあると記事で読んだことがあります。どうやれば自分たちは幸せになれるのか、加えて世界の人々も幸せになれるのかと真剣に考えて、海外との交流を深めていくと分断は緩和されると考えます」

沿岸部と内陸部との分断について、永田はこういう認識を示しながら「だから教育、人材育成が大事なのです」と次のように語る。

「自分さえ良ければいいという人たちがいるのも現実。他人のことまで考える余裕がないのです。ただ、それは我執《がしゅう》であり、人間の本質でもある。だから悪いことではない。そういう人たちに大欲という考え方を理解させるのはすぐには難しいが、教育によって、彼らの視界をより高く、広くすることはできる。視点をたくさん持つようにするのです。鳥の目で見られるようになれば、考え方も少しずつ変わってくる」

翻《ひるがえ》って、日本の現状についての認識はどうか?

「まず、教育方法を根本的に変えなければいけない。知識で競争して勝負する時代は終わった。スマホを持っていれば知識はいつでも得られる時代です。提案として、普段から勉強していないと解けない問題を教師は出すことが大事。だから、教師の力量が問われる」

永田は日本の重要課題について教育のあり方を挙げる。教育は人づくりに直結するか

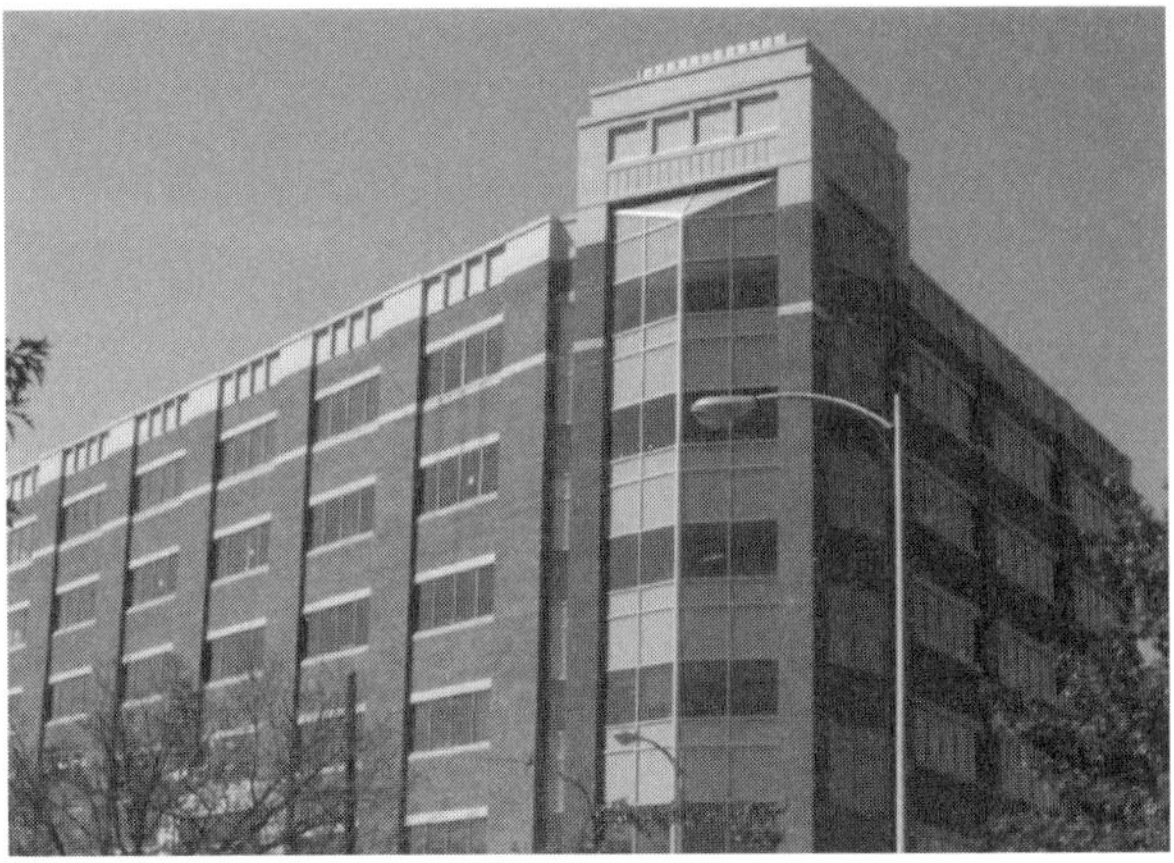

ボルチモアの臨床試験実施専門病院

らである。いま、教育関係者の多くは、複雑な要因が絡むので解決策を見出せないと考えている。しかし、課題は解決していかなければ前へは進めない。

「問題が起こったら、原因は何なんだろう、どうやったら解決できるのか、解決するには何が必要か、解決に伴うリスクはどれほどかと、戦略を立てて分析して実行できる人を作っていかないといけない。これが知性を磨く教育です。大学の入学試験で知識の競争をやっていたら知性は磨けない」

企業経営にしろ、政府や自治体の行政組織にしろ、志の高い人材、使命感の強い人材が求められる時代。永田流にいえば〝大欲のある人材〟ということになる。

第13章

インタビュー

揺れ動く世界の中で、グローバル競争を勝ち抜く人づくりをどう進めるか

父親の跡を受け継いで、次々と新事業領域を開拓。郷里・鹿児島の地で創業の新日本科学を、国内では東京本社との二本社制にし、米国への本格進出を決断。日本と米国の2国を基軸に、揺れ動く世界の中でグローバル経営を展開している永田。その永田は、経営の根本は人づくりにあると強調。人づくり（人材育成）の要諦を含め、日本の課題と進むべき路を聞いた。

「知識」はＡＩ（人工知能）から引き出せるが、これからは問題解決能力となる「知性」が求められる

――今は時代の転換期と言われます。日本は１９９０年代にデフレに陥り、〝失われた30年〟と言われ、低迷が続いてきました。ようやく日本経済にも明るさが出始めましたが、これからの日本の生きる道について、永田さんはどう考えますか。

永田　これは以前から僕が言っていることですが、まず教育を根本的に変えなければいけないです。まずは、教育のやり方の改革だと思います。

何が問題かというと、知識の詰込み中心の教育では駄目だということです。今の時代はもう生成ＡＩ（人工知能）も登場し、スマホで知識はいくらでも得られます。知識の有無を問う試験は本質的価値が薄れる。これからの進学校では日ごろから勉強していないと解けないような問題、考えないと解けないような問題を中心にすべきと思います。知識を問う問題は、スマホを持ち込んで解いたらよいのです。

例えば、中学校では、少人数のグループに分けてリーダーを立てて、適切なテーマについて議論したり、パソコンで分かりやすく図表を含む資料を作成させたりして、みん

なの前で発表させる。こういう授業は、知性を磨くのに効果的と考えます。リーダーの育成やレベルの高い資料作成の経験も併せてできます。教師にはファシリテーター※としての訓練を事前に行う必要があります。高校生には地域でのフィールドスタディーをやらせても面白いです（※討論などの場で参加者の発言を促したり、話をまとめたりすることで、話し合いをより良いゴールに導く進行役のこと）。

――知識重視の教育から、自ら問題を考えることが求められる教育に変わっていくと。

永田　そうです。米国では個人の資質を伸ばす教え方になっています。その点では日本の教育は明らかに遅れています。日本の場合は、みんな同じように教育されて、まるで金太郎飴を作るような教育です。たくさんのことを正確に覚えて試験でよい点数を取った者が有名大学に行き、そうしたルートを辿るのが頭のいい子という評価を受ける。ある程度の知識や必要だが、知性も併せて磨いていけるように、教育のやり方を根本的に変えるのです。そうしないと世界では勝てません。

事実、もう知識の量を問わない時代を迎えています。知識の引き出しなら、ＡＩがやってくれます。

要するに、何か問題が起こったときに、原因は何なのかを徹底的に調べて分析する。

そして、どうやれば解決できるのか。解決するには何が必要か、どうすればいいのか。お金はどれくらいかかり、時間はどれくらいかかるのか、リスクはどういうものがあるのか、などといったことを次々と考えて、計画的に実行していかなければなりません。

――大事なのは、解決策を立てて行動できる人ということですね。

永田　ええ、戦略を立てて実行できる人ですね。こういう人をつくっていかなければいけないんです。もちろん、知識も必要です。そうでないと、考える種が不足しますからね。しかし、知識をたくさん詰め込み、知識の量で競走するのはナンセンスです。事実、難関大学を卒業して世界で戦っている多くの知人が、僕の意見に同意しています。

――その知性と知恵との関係は？

永田　知恵というのは経験を体験として落とし込んだものです。同じ過ちを繰り返さない、あるいは精度を高める、業務スピードを速める、そして仕事を改善するためには、知恵があると効果的です。しかし、それだけでは世界で勝てない。ですから、答えのない課題を深く考える体験を積み重ねて知性を磨きながら、そのプロセスで得難い体験をして高い次元の知恵を身につけていくことだと。例えば大学生には、困難な状況の中で理不尽さを知り、暗いトンネルの中をほふく前進するような、どん底を体験させるようなこともあって良い。

必要な知識とは、例えば、今までは100項目を覚えなければいけなかったとします。しかし、これからはそれを半分か、3分の1くらいに減らして、その代わりに問題の本質はどこにあるのかを考えるようにしていく。そうやって知性を磨いていくことが大事だということですね。知識はそのプロセスで得られる。

――話は少し飛びますが、永田さんの故郷の鹿児島からは、明治維新期に西郷隆盛、大久保利通といった偉人が出ました。150余年前も、幕藩体制から近代国家作りへと一大転換期だったわけですが、その維新をやり遂げた西郷や大久保たちも、そうやって知恵と知性を磨いてきたということが言えますか。

永田　その当時の日本は西洋が持っているような知識がなかったわけです。知識が限られていて、西洋とか中国から入ってくる書物に限定されており、その書物もおそらく数えるくらいしかなかったのではないかと。だから、同じ本を何回も何回も読んで、丸々暗記して覚えることを良しとしていたのではないかなと思います。当時はそれで良かったのだと思います。

そういう中で、西郷さんは感受性が高いというか、人間的に豊かな人だったのだと思

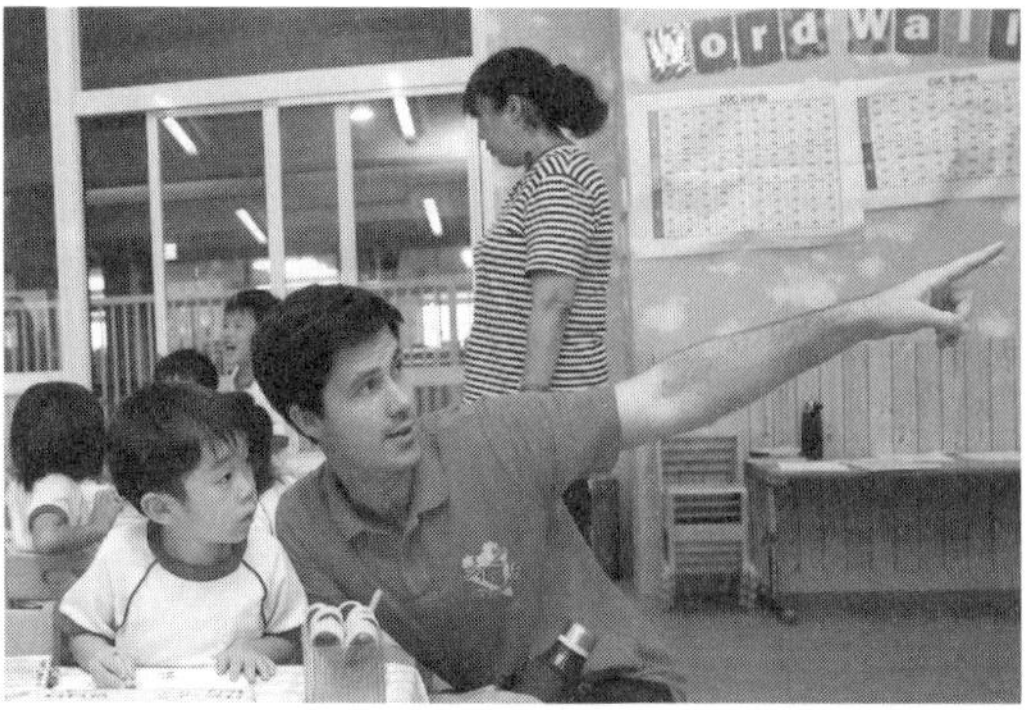

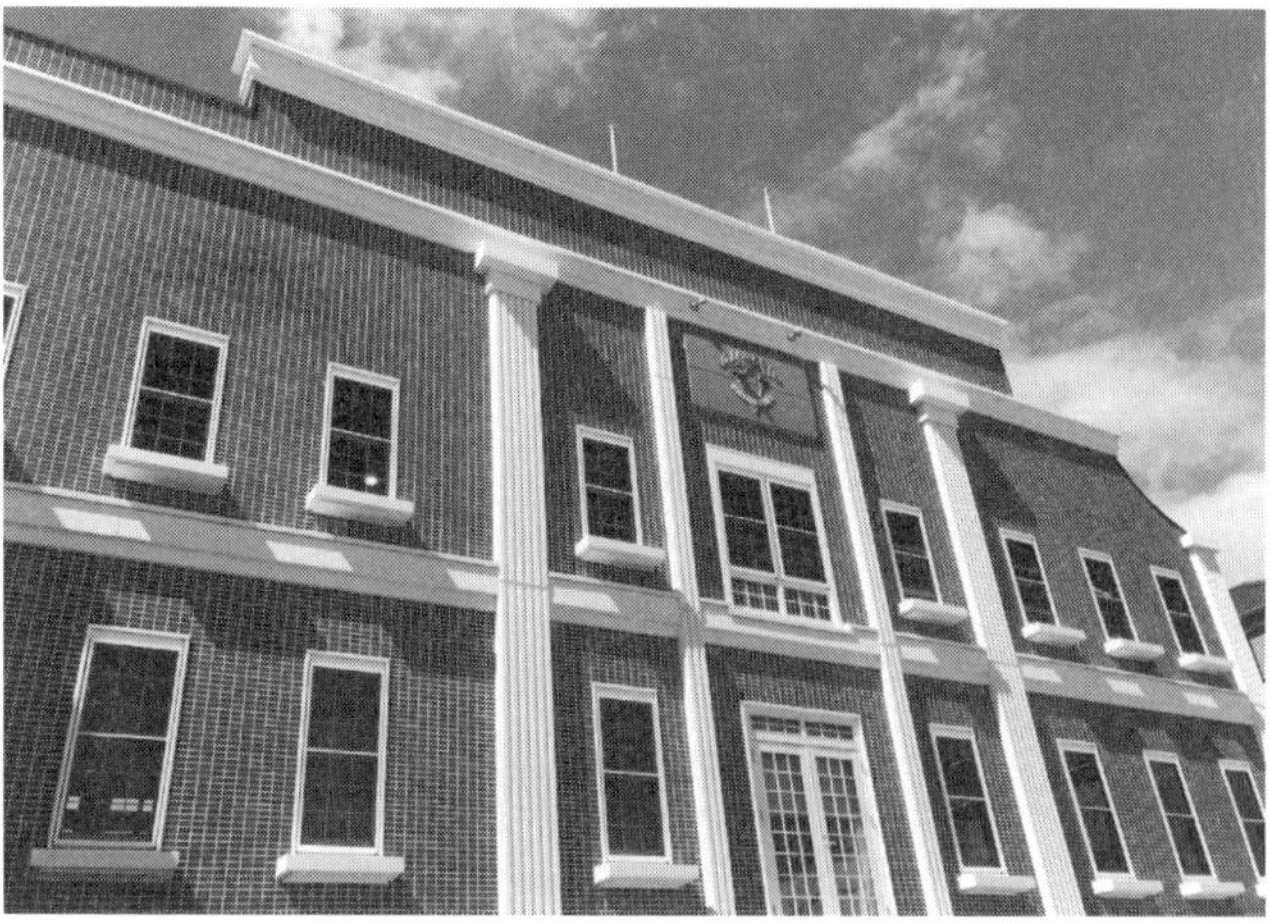

6歳児までを預かる学校法人「ヴェリタス学園」では国際人を育てている

います。高い感受性で、人のことを洞察できる、人の気持ちが分かる人だったんじゃないかと。まあ、僕は会ったことがありませんから分かりませんが、明治生まれの祖母はそのようなことを言っていました。

――諸国の志士ともつながり、そういう志士たちを動かす感化力というか、人間力が西郷さんにはあったということですね。

永田　そう、人間力でしょうね。

――結局は、この時代の転換期を生き抜く人材をどう育てていくか、人づくりが大事だということになってくる。永田さんは、グループ社員の生き方・働き方改革に加えて、6歳児までを預かる学校法人「ヴェリタス学園」も開設していますね。これから、こうした教育の領域にも力を入れていくのですか。

永田　僕の本業は教育ではないのですが、教育面には引き続き関係して、僕が考える将来の方向性を示していきたいと思います。

グローバルに事業展開をしたい人のためのゲートウェイに

――具体的にその方向性とは？

永田　今後、自分の立ち位置をグローバルゲートウェイに置くということです。新日本科学は、シアトル郊外に50エーカーの広さの土地を購入して研究所を建設しました。また、米国の有力大学とコラボレーション（連携）して、ボストンやボルチモアに研究施設や病院を作りました。これらの当社が所有する施設や知的財産、ノウハウをグローバルゲートウェイという形にして社会に貢献していきたい。すでにシアトル郊外にはインキュベーション施設を設置しており、大学やベンチャーキャピタル（機関投資家）なども複数が協力してくれる体制を構築しました。

――　新日本科学の英語名のSHIN NIPPON BIOMEDICAL LABOLATORIES, LTD.を冠にした「SNBLグローバルゲートウェイセンター」ということですね。グローバルゲートウェイと名付ける発想について聞かせてくれませんか。

永田　これはどういうことかと言うと、例えば、日本のベンチャー企業が米国に、米国のベンチャー企業が日本に進出しようとするときに、それを支援する役割を担うということですね。

海外での市場調査、資金調達、スタッフ採用、コラボレーションする相手探しなど、知らない国での事業は難儀です。例えば、東京大学でベンチャービジネスが誕生して、彼らが米国に進出したいと考える。仕事では何より大事なのが資金調達です。ベンチャーキャピタル（VC）という存在があるにせよ、そのVCも簡単に投資してくれるわけではありません。金融とのネットワーク構築には経験豊かで有能な経営者が必要です。新日本科学グループはファンド機能も持っていて、出資もしています。また、実際に渡米すると、行政との交渉や細々とした手続き、生活基盤の整備など、仕事以外にもすることがいっぱいあるわけです。

要するに、資金と人脈は経営にとって必要不可欠なもので、そういう将来有望なベンチャー企業を支援したいと僕は考えていて、そういう人たちを集める施設があったら良いなと思ったからグローバルゲートウェイをつくったのです。

――若き起業家たちが社会に飛び出していくときの文字通り、ゲートウェイにしていくということですね。

永田　はい。日本にあるベンチャーが米国に進出するときに、知らない所やリスクの高い所には行かないで、とにかくまず取っかかりを作るために、うちにおいでよと。インテグレートしますよということです。

米ハーバード大学や東京大学も参画してくれて

――このグローバルゲートウェイは収益の伴う事業なのですか。

永田　これは社会的な利益を生む長期的視点で行う投資事業です。新日本科学にとって短期的な利益を期待できるわけではありません。相手は立ち上げたばかりのベンチャー企業ですからね。彼らにお金はありません。だから、彼らに事業の進め方を提案していくわけです。お互いに頑張っていこう、挑戦していこうじゃないかと励ましていくわけです。

――こちらの持ち出しになり、手間ヒマもかかりますね。

永田　ええ、当面はそういう役割を担うと考えています。

――このグローバルゲートウェイの仕事も、永田さんの『大欲に生きる』の思想の一環だということですね。この仕事自体はもうスタートしているのですね。

永田　はい、もう施設はできていますし、関係者に協力を呼びかけています。ワシントン州もサポートしてくれています。また、駐日米国大使もサポートすると言ってくれました。

それから、首都のワシントンDCにいる知人なんかもグローバルゲートウェイの動きに協力するよと言ってくれています。

――起業家とつながりのある大学の方はどうですか。

永田　ワシントン大学（UW）のインキュベーション（事業化）を担うセクションもサポートすると言ってくれています。うちが短期的な利益を求めるようなことはしないと、みなさん知っていますからね。それでサポートしてくれるわけです。

だから、ハーバード大学も、メリーランド大学もわれわれを信用してくれています。また、日本でも東京大学、慶應義塾大学、順天堂大学も協力してくれます。今は米国、日本とそれぞれ3つの大学が参画してくれていますが、今後は増えてくると思います。

――ところで、新日本科学は東京証券取引所のプライム市場に株式を上場している会社です。こうした事業を展開していく上で、株主にはどう説明していきますか。

永田　株主への説明は、これまでも、今後もきちんとやっていきます。シラスウナギの稚魚《ちぎょ》の研究開発を手掛けたときも、株主の一部からは反対がありました。しかし、ウナギの資源不足が深刻になり、稚魚の育成を進めていくのは社会に役立つと考えて、それを推し進めてきました。成功するまでに10年かかりましたが、ウナギ研究の専門家が言うには、10年でできたことが凄い成果だと褒められました。

このグローバルゲートウェイについても「なぜ、すぐに儲からない仕事をするのだ」と思う株主もおられるかもしれません。しかし、この仕事は本当に意義のある事業ですし、将来はリターンが得られると信じています。

ゲートウェイに入ってもらえるベンチャー企業に対して、我々もデューデリジェンス（評価）はきちんとやっていく。ちゃんとしたベンチャー企業、起業家にお金と時間を投資します。

――これも、『大欲』の一環だと。

永田　上場企業の経営者として言うなら、それは投資なんです。社会的利益と経済的利益の両方が期待できる投資です。ベンチャー企業の成功確率は高くはないが、大きく返ってくることもあります。そうなると、世界的規模で大きく成長する会社が出てくるかもしれないです。だからとても面白いです。マイクロソフトやアップルも最初はベンチャー企業でインキュベーターによって発展しました。日米の機関投資家や証券会社もこのゲートウェイ事業に関心を持っていて、わざわざ視察にシアトルに来られます。

まさに今は時代の転換期、大学も変革のときを迎えた！

―― ところで、永田さんは順天堂大学の理事も務めていますね。その順天堂大学の本郷・お茶の水キャンパスの隣にある東京医科歯科大学は東京工業大学と2024年（令和6年）に統合します。時代や環境変化の中で、大学も再編の動きが出ていますが、永田さんはこれについてはどう見ていますか。

永田　こうした再編は大学の進化と考えると当然、進めるべきですね。変革、改革の連続で大学は強くなる。企業と同じです。やはり規模の大きさが強さにもなります。日本の大学は規模が小さく、財務も乏しい。それは弱点です。

地方の大学が全部そのままで生き残ろうとしても、それは合理性に欠けます。生き残る戦略と戦術、すなわち選択と統合を考えなければいけない。

例えば、大学の名前と建物は残るけれど、学部・学科は強いところ、人気のあるところは残して、弱いところはどこかと併合するか、閉鎖していくとか、柔軟に考える必要がありますね。猛反対する人も出てくるでしょうけど。感情論や私利私欲は抑え込んで、そういう大胆なこともやらないと、弱いところがブラックホールのようにお金とエネルギーを吸収してしまい、グローバル競争では生き残れないでしょう。

――日本では、国立大、公立大と私立大との壁がありますが、場合によっては、国立大と私立大の提携、統合だってあっていいと思いますが。

永田　ええ、形はどうでもいいんです。僕はメリーランド州立大学と合弁会社を作りました。そのために州法を変えた。要は、いろいろな制約、縛りがある中で、どうやって解決策を見つけ出していくかということです。そういう意味で、今はまさに時代の転換期だと思いますね。

番外編

約10年間の研究の末、
鹿児島・沖永良部島でウナギの「人工養殖」に成功――

「サラリーマンがランチで食べられるウナギを」新日本科学が進める世界初の「人工養殖ウナギ」づくり

足かけ10年にわたる挑戦が実り始めている。新日本科学はウナギの人工種苗生産に成功した。「絶滅危惧種」になったニホンウナギ。そのウナギの将来に希望を与える。会長兼社長の永田良一氏は「日本のサラリーマンがランチに、いつでもウナギが食べられるようにしたい」と強調する。なぜ医療関連の企業がウナギの種苗研究を始めたのか？

人工海水を循環させるシステム

「ウナギの人工養殖がうまくいけば、（鹿児島県の）沖永良部島《おきのえらぶ》はシラスウナギの一大生産場となり、地域の方々も潤う」――。永田はこのように強調する。

養殖ウナギ（養鰻）の生産量で日本一を誇る鹿児島県。国内で流通するウナギのうち4割を出荷する「ウナギ大国」だ。その鹿児島を舞台に水産資源の確保に動き出しているのが医薬品開発の支援事業を行う新日本科学だ。実は同社は2014年（平成26年）からニホンウナギの稚魚「シラスウナギ」の人工生産研究を開始している。

2017年（平成29年）には世界で初めて、人工海水の循環方式でシラスウナギの生産に成功。2019年（令和元年）からは自然環境がウナギの幼生（レプトセファルス）の飼育に適している沖永良部島の和泊町《わどまりちょう》に研究拠点を新設し、2022年度（令和4）は280匹のシラスウナギを生産した。

なぜ医薬品のCRO（開発業務受託機関）である同社がウナギの養殖を行っているのか。

永田は「近年、食糧安全保障という言葉をよく耳にするが、日本の食文化を守り、海洋資源の保全に貢献することが目的だ。そこで沖永良部島で種苗生産の研究を始めた」と語り、「医学研究の経験をベースとして水産業にもアプローチができると考えた」と話す。

ウナギに限らず、いま日本周辺の海では〝異変〟が起きている。年々、水産物の国内生産量が減っているのだ。FAO（国連食糧農業機関）の資料によると、2021年（令和3年）時点での漁業・養殖業を合わせた世界の総生産量は2億1838万トンで、前年と比べて494万トン増であった。

一方で2022年（令和4年）の日本の総生産量は前年から31万トン減少して386万トン。そのうち漁業が292万トンで養殖業が94万トンだ。その結果、日本は前年の世界9位から11位へと後退している。ちなみに1位は中国、2位インドネシア、3位インド、4位ベトナム、5位ペルーの順。ロシア、米国、バングラデシュ、ノルウェー、フィリピンまでが上位10カ国となっている。

かつて日本の総生産量は世界1位だった。FAOの統計によれば、日本は1950年（昭和25年）―1962年（昭和37年）と1972年（昭和47年）―1987年（昭和62年）の両期間で世界トップとなり、世界の水産界で存在感を示していた。

国内シラスウナギ採捕量の推移

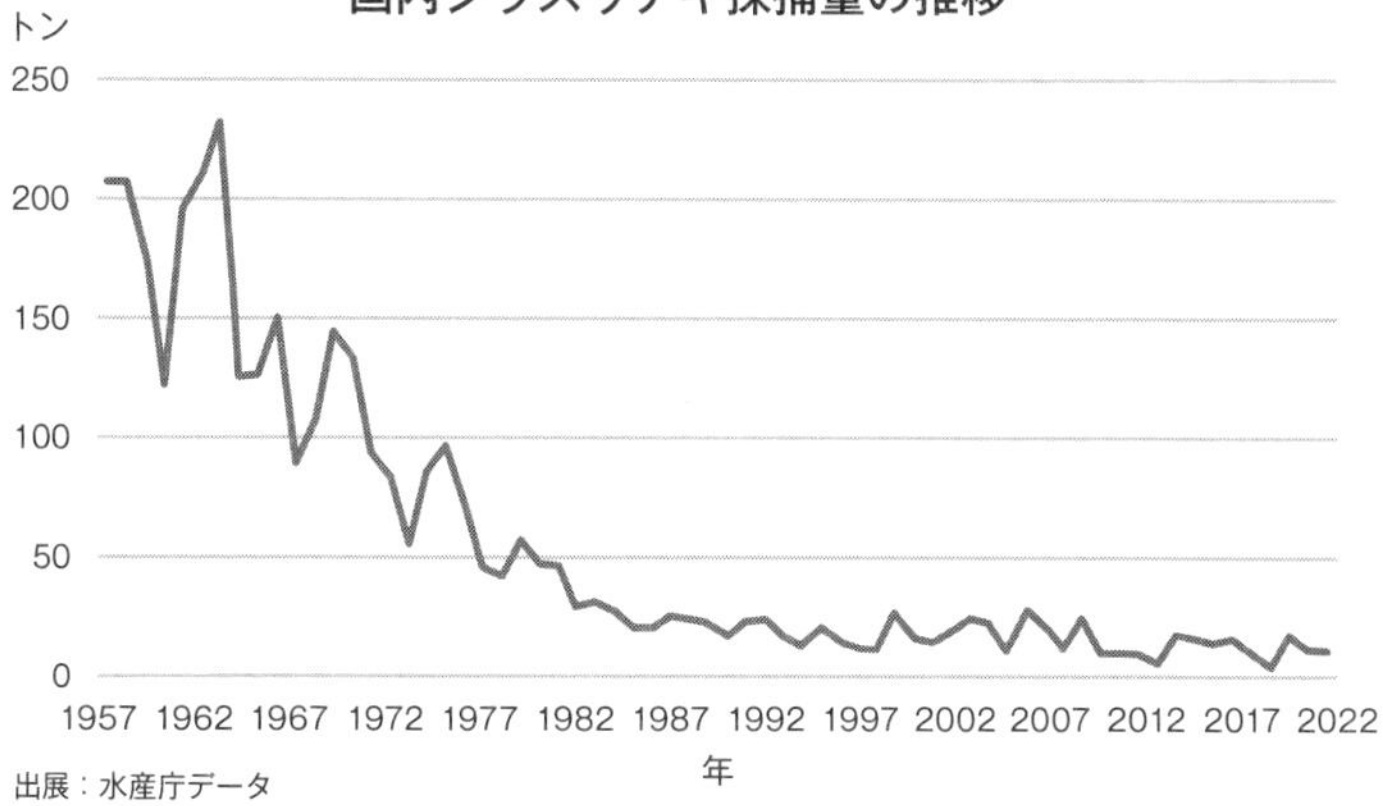

出展：水産庁データ
2002 年までは漁業・養殖業生産統計年報／ 2003 年からは水産庁調べ（池入れ数量ー輸入量）

ウナギ（養殖）生産量の都道府県別シェア（2022 年）

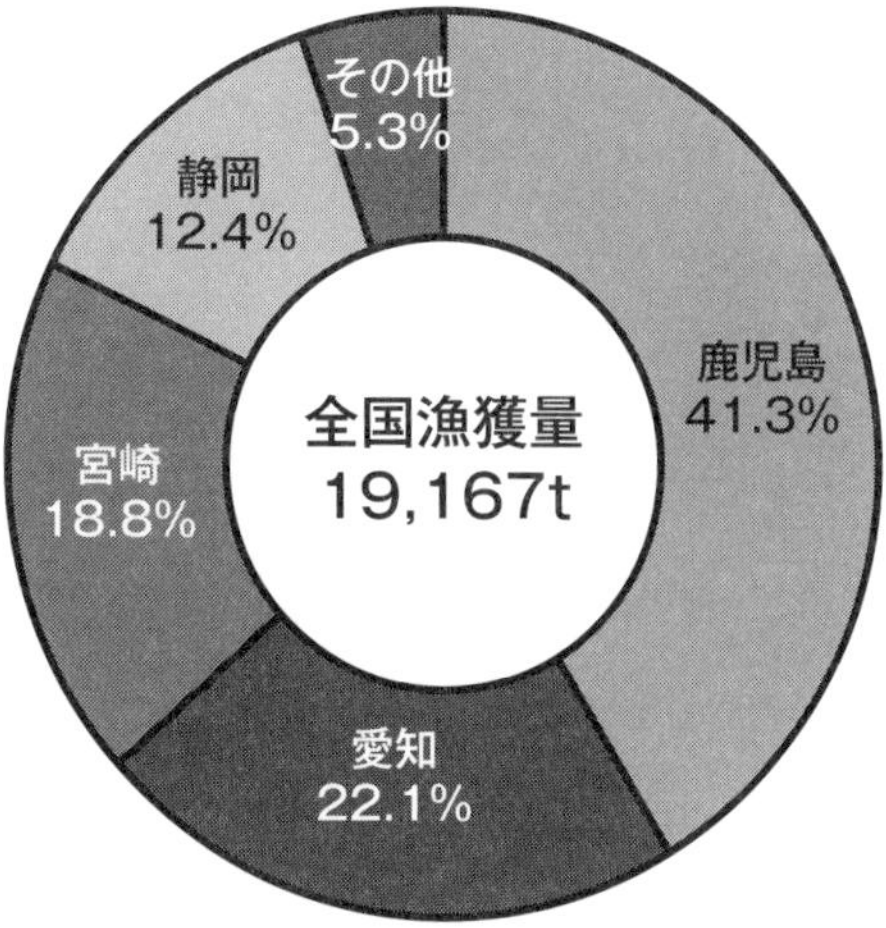

出展：令和４年漁業・養殖業生産統計

しかし、ピーク時の1984年（昭和59年）には総生産量が1280万トンあったのが、今は400万トン弱と7割近くも減少。日本の存在感は低迷を続けている。

不漁が続くシラスウナギ、平坦ではなかった道のり

ウナギも例外ではない。国際自然保護連合（IUCN）によると、ニホンウナギは2014年（平成26年）に「絶滅危惧種」に区分された。数が減少した原因は生育環境の悪化と乱獲と言われている。ウナギの漁獲・生産量も2020年（令和2年）は中国が1位で、2位の日本を約15倍近く引き離している。

さらに鹿児島県を見ても、2022年度（令和4年度）、同県内で獲れたシラスウナギは282・3キロ。ピーク時の1970年代には3トンを超える漁獲量があったが、この50年間で4番目の少なさとなった。

ウナギが日本の食文化の形成に果たしてきた役割は大きい。「土用の丑の日」などでウナギが好きな日本人は、かつては世界の約7割のウナギを消費していると言われていた。

そんなウナギの人工生産に向けて永田が目標としているのが「サラリーマンがランチにラーメンにするか、うな丼にするかと選べる日常」を実現することだ。サラリーマン

層でも価格を気にすることなく、ウナギを食べられるようにしたいという永田の目標である。

ウナギの養殖は、これまで稚魚のシラスウナギを捕まえて行われてきたが、近年は思うように捕獲できず、価格の高騰を招いた。新日本科学は受精卵の段階からの人工養殖に挑んできた。ただ、道のりは簡単でなかった。

永田自身も「当社は医学分野の最先端を研究しており、シラスウナギは簡単に作れるだろうと軽く考えていた」と振り返る。というのも、最初、受精卵から幼生（レプトセファルス）までは簡単に作れたが、すぐにすべて死んでしまったからだ。

そもそも卵から孵化したばかりの幼生が何を食べているのか謎に包まれている。もっと言えば、ウナギの生態も未だにはっきり解明されていないのだ。

ここから永田の地道な取り組みが始まる。まず永田は社長室でペットとしてウナギを飼育して生態を研究した。同時に鹿児島本店に人工種苗研究施設を設置、4年後には人工海水を用いて世界で初めてのシラスウナギ生産に成功した。

２０１９年（令和元年）には沖永良部島に研究所を建設、エサの開発を続けると共に飼育環境を整備した。２０１７年（平成29年）に３匹しか生育できなかったシラスウナギを2021年（令和3年）には466匹まで増やすことに成功した。「シラスウナギの基本的な人工生産にまつわる技術はほぼ確立した。シラスウナギに変態可能な大型の幼生までの生存率もロットや季節により変動はするが、50％ほどに信じられないほど改善した。あとは規模を拡大するために幼生を飼育する大型水槽を大量に整備していくだけ。餅は餅屋。当社が独自にそれをするのではなく、水産会社などと連携し、当社が技術供与するビジネスモデルを考えている」

中でも永田が期待を寄せるのは「ふるさと納税」だ。納税の返礼品として沖永良部島のウナギが定着すれば、同島の地域振興につながるからだ。地元の町おこしや雇用創出、インバウンドだけでなく、水産資源の海外への輸出といった経済効果も期待される。

新日本科学は、シラスウナギの大量生産を目指し、2026年度には年間10万匹の生産を達成するのが目標だ。

サラリーマンの立場に立った「大欲」の思想

そんな永田は「これも〝大欲〟だ」と話す。大欲とは永田の生き方である弘法大師・空海の教え。大きな望み、高い目標を持つという意味だ。自分の欲を出発点にしつつも、周りを思いやる考えで人々のための欲を叶えていく。

その気づきを得たことをきっかけに、それまで以上に「大欲を持ち続ける」ことに生きがいを感じるようになった。

現在、河口で捕まえる天然のシラスウナギの漁獲量は年によって増減はあるものの、近年は低調が続き、資源の枯渇や価格高騰が懸念されている。

鹿児島で生まれた技術でウナギの資源を守ると共に、生産量日本一を誇る鹿児島の養鰻業を活性化させることができるか。水産資源をどう確保していくかは日本の食糧安全保障の課題解決にもつながる。それだけに同社の人工シラスウナギの養殖が注目される。

永田良一に直撃！

「人工養殖で沖永良部島がウナギの一大生産場になる！」

僕がシラスウナギの人工養殖で狙っている市場は日本だけでなく海外です。中国や台湾、韓国、ヨーロッパ、そして米国。これらの国民の多くはウナギを食べます。これが成功すれば沖永良部島がシラスウナギの一大生産場になります。

ウナギは興味深い魚です。社長室で飼っていたウナギを「金太郎」と名付け、毎日エサを与えているると、普段は筒の中に入っているけれども、僕が近づくと筒の中から出てきて、垂直に立ってエサをもらおうとするんです（笑）。面白いですよね。

僕が学んだ医学と高野山の密教学の視点からウナギの生態を考え、どうしたらウナギが快適に生活できるのか、なぜ新月の日に受精するのか、ウナギの幼生はどんなエサを好むのか、逆に幼生は何が苦手なのか。そんなことをずっと考えてほぼ10年が経ち、ようやく光が見えました。

研究開発には10億円を使いました。一般の養鰻会社であればあり得ない額でしょうね。でも、新薬開発には少なくても400~500億円を投資します。それに比べればリスクは小さいし、成功すれば地元に貢献できます。

僕は鹿児島に漁船を持っていて、時々、漁師になって魚を獲ります。ですから、漁師の気持ちがよく分かりますし、仲間もたくさんいます。シラスウナギの人工生産が栄えれば、そういった人たちも仕事が増えます。また、新たな雇用も創出できる。何よりも沖永良部島でお世話になった方々に恩返しできます。（談）

あとがき

人と人のつながりの中で……

人と人のつながりを大事にする——。永田さんの生き方・働き方を見ていると、このことを強く感じる。

まず、父親の存在とその育て方である。父・次雄さんは若き日に、「海軍飛行予科練習生」（通称・予科練《よかれん》）を卒業した。予科練は戦争末期、敵艦に体当たりする特別突撃隊に駆り出され、父・次雄さんもまさに、若き身で生と死の境を体験してきた。

その父・次雄さんは新聞記者を経て、その当時、誰も手掛けていなかった医薬品の開発業務受託機関（ＣＲＯ）を興し、この領域において開拓者的存在になっていく。この父・次雄さんは永田さんを幼少期から、「常に先を読め」と叱責《しっせき》し続けた。

永田さんが社長を受け継いだのは１９９１年（平成３年）、32歳のときだった。折しも、日本はバブル経済が弾けたとき。そして日本は〝失われた30年〟という経済の低迷期が続くことになる。

しかし、永田さんはこの〝失われた30年〟の間に、次々と新機軸を打ち出し、新しい領域にチャレンジしていった。社長就任の3年前には、メリーランド州に米国駐在員事業所を開設。そして1999年（平成11年）にはシアトル郊外に研究拠点を作り、本格的な米国での事業を開始。時に40歳であった。

そして、東部ではハーバード大学とメリーランド州立大学との間で合弁会社を設立。これらのほか、2つの子会社を米国の新興企業株を扱うＮＡＳＤＡＱ《ナスダック》市場に株式を上場した。

さらに、2011年（平成23年）には鹿児島県指宿《いぶすき》市に九州初の陽子線がん治療施「メディポリス国際陽子線治療センター」を開設。当時100億円以上もの資金が必要だったが、永田さんは個人保証で資金を調達。以来、苦しいときもあったが、10年余の間に6000人を超えるがん患者の治療を行い、同センターの経営も軌道に乗ってきた。

こうした新領域へ挑戦していく「大志」も、「先を読め」と〝叱責〟した父・次雄さんの訓育《くんいく》が大きく影響しているのではないだろうか。

さらに、永田さんが郷里の先輩としても、また起業家の先輩としても尊敬するのが稲盛和夫氏である。言うまでもなく、稲盛氏は京セラの創業者であり、情報通信大手・KDDIの創業者である。

稲盛氏もまた、『世のため、人のために』を実践する経済人であった。「自利利他」（自らを活かし、人のために尽くす）の精神の下、京セラをグローバル企業に育て上げた稲盛氏は立志伝中の人物。「私心なかりしか」が、稲盛氏が常に自らに問い続けた言葉であった。

稲盛氏は、次々と新領域に挑戦し、事業を拡大し続ける永田さんを見て、経営者の生き方を崖登りに例えながら、次のように語った。

「永田君ね、崖を登るときは岩場でも、その岩がいつ崩れるか分からない。だから、ちゃんと1つずつ岩を確認してから登っていくことが大事だよ」

こう言って諭《さと》してくれた稲盛氏の言葉は永田さんの胸を打った。人と人のつながりの中で、自分は生かされ、生きているということの再確認であり、そうした生き様を若い世代、子どもたちに伝えていかなければと永田さんは考えている。「ヴェリタスこども園」の運営なども、その実践の1つである。

仏教国・ブータンとの関係を見ても、それが分かる。在鹿児島ブータン王国名誉総領事の称号をもらい、ヒマラヤ山脈の高地で暮らすブータンの人々との〝心の交流〟を深めている。乳牛の飼育支援やチーズ・ヨーグルト工場を建設し寄贈するなど、その実践に努める。

「生きることの意味」を問い続ける――。「まだまだやることはたくさんあります」と本人は笑みを浮かべながら語る。永田さんの次の一手が楽しみである。

2024年4月　吉日

総合ビジネス誌『財界』主幹　村田　博文

世のため、人のために──。医薬品開発業務受託、創薬、最先端医療に挑戦！

新日本科学会長兼社長・永田良一の

『大欲に生きる』とは、

2024年4月1日　第1版第1刷発行

著者　村田博文

発行者　村田博文

発行所　株式会社財界研究所

［住所］〒107-0052　東京都港区赤坂3-2-12 赤坂ノアビル7階

［電話］03-5561-6616

［ファックス］03-5561-6619

［URL］https://www.zaikai.jp/

印刷・製本　日経印刷株式会社

ISBN 978-4-87932-159-6

定価はカバーに印刷してあります。